安全運転を続けるためにも認知症の自己診断を

認知症の危険度がわかる自己診断テスト

【第2版】

認知症予防医
ひろかわクリニック院長
広川慶裕 著

自由国民社

はじめに

人生１００年といわれるようになって久しいですが、人生も後半になると「最近物忘れが出てきたな」と自覚し、将来「認知症」になるかもしれないという不安に駆られる人は多いと思います。その「物忘れ」と「認知症」の境界が曖昧で、しかも連続しているとなればなおさらです。

現在の日本では、65歳以上の高齢者が、全人口の４人に１人、約３０００万人余りに達しています。厚労省は、そのうち認知症患者が約５００万人程度、認知症予備群といわれるＭＣＩ（軽度認知障害）の方が約４００万人になる、と発表しています。合わせると実に高齢者の約３分の１の方が何らかの認知機能低下を経験していることになります。今後もさらに認知症患者及びＭＣＩ患者は増加の一途を辿ると予測されています。

ところで認知症に関する最近の話題は、「認知症は発症する20数年前から脳内では認知症に向かう変化（認知症過程）が始まっている」という事実です。認知症の好発年齢が65歳であることを考えると、正に40歳ごろから認知症過程が始まっているということになります。誰しも認知症を発症したくない、あるいは発症したとしても最後まで自分らしさを保ちたいと思っています。現在のところ、いったん認知症を発症した後では有効な治療法はない、と言われています。つまり薬物療法だけでは数年進行を遅らせるだけで、進行自体を止めることはできない、認知症は不可逆性であると考えられています。さらに言うと、抗認知症薬に関しては、最近まで数千の薬物が開発されてきましたが、有効とされる抗認知症薬はたった4種類だけで、現在のところ開発はほぼすべて頓挫しています。

このような中、現在最も有効と考えられている認知症の治療法は、唯一、「いかに認知症を早期に発見し、手を打つか」ということ、つまり「認知症をいかに予防するか」ということです。では認知症を予防することは可能なのでしょうか？

認知症予防に関する最新のエビデンスは、生活習慣病を予防すること、定期的な有酸素運動によって脳の神経細胞を活性化する、この2つに限られています。認知症は第3の糖尿病ともいわれており、認知症予防には生活習慣、なかでも食生活を改善することが大切です。また「有酸素運動」、特にデュアルタスクの運動は認知症予防には必要不可欠です。

本書を手に取られた方は多少とも「認知症」に関心があり、あるいは将来自分が認知症になるかもしれないと不安を持っている方だと思います。本書によって、認知機能の低下が認められたとしてもあわてる必要はありません。認知症を発症するまでにはまだまだ時間的余裕があります。今から生活習慣を見直し、有酸素運動を心がけ、脳を活性化することが出来れば、「認知症予防」は可能であると考えています。そのためには、一刻も早く自分の現状を知り、対策を立てて挑戦してください。それが認知症を予防する唯一無二の有効な方法であると確信しています。

最後になりましたが、この書が世に出るために尽力された出版社の方々に深謝致します。

認知症予防医／ひろかわクリニック院長　**広川慶裕**

安全運転を続けるためにも認知症の自己診断を

『認知症の危険度がわかる自己診断テスト』

第3章 認知症がわかる16のQ&A 89

●運動の実践

●日常生活

第1章

40歳から行いたい
自己診断テスト

最近のあなたはどうですか?

A・B・Cテスト

昔よく観たテレビドラマの主役の俳優。顔はよく覚えているのに、名前が思い出せない。会議の席で上司から質問されたとき、大事な得意先の担当者の名前が出てこない。

だれにでもよくあることですが、40歳くらいから急に増えたような気がして、「自分も年をとったのかな?」「待てよ、認知症ではないかな?」と心配になる人も少なくないでしょう。多くは加齢による「もの忘れ」でしょうが、認知症、あるいは認知症の予備軍であるＭＣＩ（軽度認知障害）の可能性もあります。ＭＣＩはそのまま何の治療もしないとゆっくり症状が進行し、やがて認知症が発症する可能性が高まります。ただし、ＭＣＩの段階で予防すれば、健康な状態に戻ることも可能です。ここでは、第1段階として、いまのあなたの状態を自身で診断するために、ひろかわクリニックで実施しているＡＢＣテストにチャレンジしてみてください。

Aのテスト

※該当する欄には○を記入してください。

①最近《さいきん》、同《おな》じことを言《い》ったり聞《き》いたりすると周《まわ》りから言《い》われる。

②昨日《さくじつ》の夕飯《ゆうはん》の内容《ないよう》が思《おも》い出《だ》せない。

③別《べつ》の仕事《しごと》を始《はじ》めると直前《ちょくぜん》にしていた仕事《しごと》のことを忘《わす》れてしまう。

④知《し》っている場所《ばしょ》に行《い》こうとして道《みち》を間違《まちが》えたり迷《まよ》うことがある。

⑤最近《さいきん》、段取《だんど》りが悪《わる》くなり、まごつくことが増《ふ》えた。

何個《なんこ》、当《あ》てはまりましたか？　個《こ》

Bのテスト

①長年《ながねん》の趣味《しゅみ》が面白《おもしろ》くなくなったり、やめたりした。 □

②何《なに》をするにも邪魔《じゃま》くさく、億劫《おっくう》になった。 □

③地図《ちず》を描《えが》いて説明《せつめい》することができなかったり、あるいは地図《ちず》を説明《せつめい》してもらってもわからなくなった。 □

④決《き》まった時間《じかん》に決《き》まったことをしないと気《き》が済《す》まない。 □

⑤最近《さいきん》、ニュースや新聞《しんぶん》、雑誌《ざっし》に関《かん》心《しん》が薄《うす》れている。 □

何個《なんこ》、当《あ》てはまりましたか？ □ 個《こ》

Cのテスト

①においや味《あじ》がよくわからない。 □

②ろれつが回《まわ》らないことがある。 □

③歩幅《ほはば》が狭《せま》くなったり、歩《ある》くのが遅《おそ》くなったりしている。 □

④レジでお札《さつ》を出《だ》してしまうので、小銭《こぜに》が増《ふ》えた。 □

⑤睡眠《すいみん》の質《しつ》が悪《わる》くなった（寝《ね》つきが悪《わる》くなったり、熟眠感《じゅくみんかん》が減《へ》った）。 □

何個《なんこ》、当《あ》てはまりましたか？ □ 個《こ》

A B C テストでの結果を採点してみましょう

Aのテスト

Aで起こるようなことは、記憶力の低下や見当識（自分のいる場所や時間を理解する能力）障害が疑われる現象です。1つでも該当するとMCＩのサインともなるので、個数の3倍がAテストでの点数とします。

Aの個数×3＝□点

Bのテスト

Aで起こるような深刻度はないものの、MCＩが疑われるような現象ではあります。とくに日常生活の中で意欲が薄れたり、いままで関心のあったことに興味がなくなったりする現象例です。個数の2倍がBテストの点数です。

Bの個数×2＝□点

Cのテスト

Cは認知症とは関係なくても、老化による身体機能の低下で起こりやすい現象です。最近、よく眠れない、眠りが浅いという人も少なくないでしょう。Cの個数がここでの点数になります。

Cの個数×1＝□点

Aの点数□＋Bの点数□＋Cの点数□＝

□点（総得点）

あなたの認知症度を自己診断してみましょう

4点以下のあなた

認知症あるいはMCI（軽度認知障害）の心配はありません。最近、もの忘れが増えたり睡眠の質が低下したりといった現象があるのでしょうが、それが認知症に直結するものではありません。

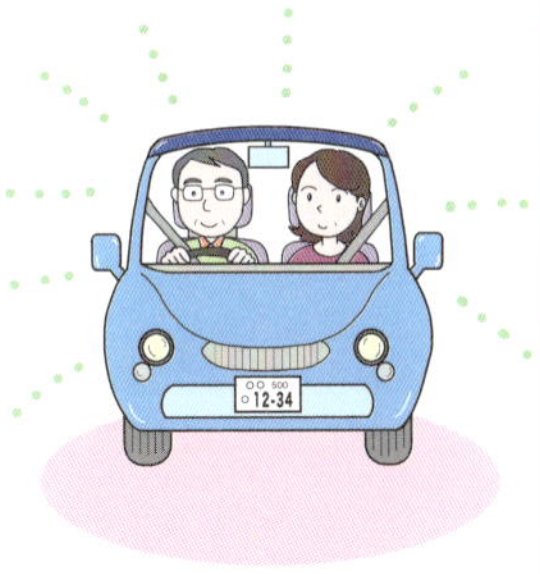

●**自動車免許返納の判断**　75歳を以上で運転ミスが増えているようなら免許は返納しましょう。運転を続ける場合は、これまで以上に細心の注意を払い、ていねいな運転を心がけましょう。

5～10点のあなた

MCIの前段階の可能性があります。このまま何もせずに、現在と同じような日常生活を送っているとMCIに進行する可能性があります。専門医を受診することをお勧めします。

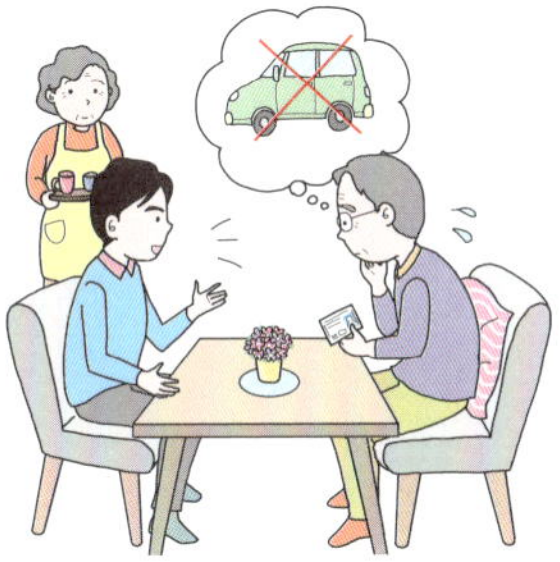

●**自動車免許返納の判断**　プレMCIの段階なので、判断ミスなどによって事故を起こしやすくなっています。最近、運転の判断が遅くなったりミスが多くなったりしているようなら、免許の返納について家族とよく相談しましょう。

11点以上のあなた

MCIの可能性が高いでしょう。このまま現在と同じような生活を送っていると認知症になる可能性が高いです。専門医を受診するとともに、本書の「第4章　認知症を予防する22のTry」を参考に生活の改善をしましょう。

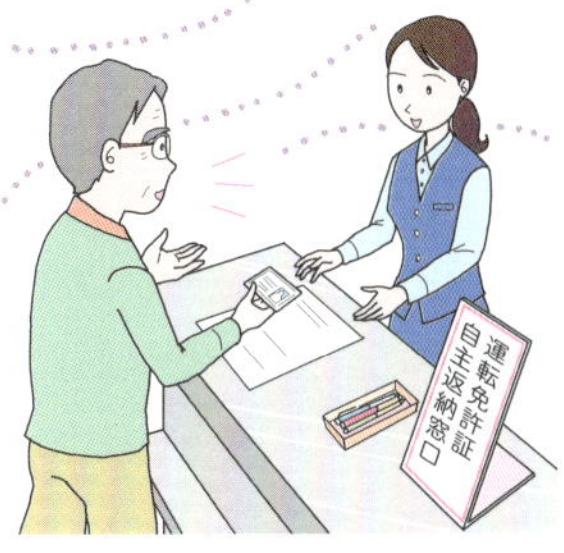

●**自動車免許返納の判断**　大きな事故を起こす心配があります。年齢にかかわらず、免許の返納をおすすめします。

各種の自己診断テスト

前ページの「ABCテスト」に続いて、5つの分野の自己診断テストにチャレンジしてみましょう。認知症を判断するのに有効とされる「記憶」「言語」「計算」「判断」「遂行」の5つの能力を自己診断するものです。

各種の自己診断テストの進め方

本書の自己診断テストは全部で27題あります。各問題の満点を合計すると100点になります。テストの進め方は次のような手順で行ってください。前ページの「ABCテスト」とあわせて、自己診断の材料にしてください。

①解答の記入

各問題のページに答えを記入します（※下記の「本書の活用法の②」参照）。

↓

②答えの照合

答えのページ（問題のページに明記してあります）と照合し、点数を記入します。

↓

③総合点の計算

各問題で獲得した点数を54-55ページ「総合点は何点になりましたか?」に転記します

↓

④自己診断

56ページ「あなたの自己診断の結果は?」で認知症の危険度を自己診断してください。

本書の活用法

①自己診断テストですが、パートナーなどの家族といっしょに楽しみながら行うのも、有効です。

②（※）ほかの家族が行ったり、自身で何度も行うために、答えを別の用紙に記入したり、えんぴつや消せるボールペンなどを使って行うと活用の幅が広がります。

③本書の自己診断テストの結果によって、運転免許証の返納が義務づけられるものではありません。自分自身、あるいは身近な人の運転が心配になったとき、返納を考える参考材料としてご活用ください。

記憶力テスト 1

もの覚え

次のものを覚えてください。12個あります。

松	テーブル	ベッド
本箱	オートバイ	汽車
さる	うめ	ライオン
牛	つくえ	冷蔵庫

●問題は18ページ

前のページで覚えたものに○をつけてください。

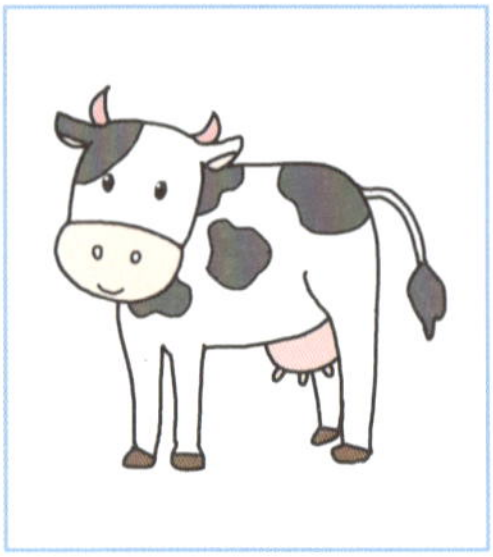
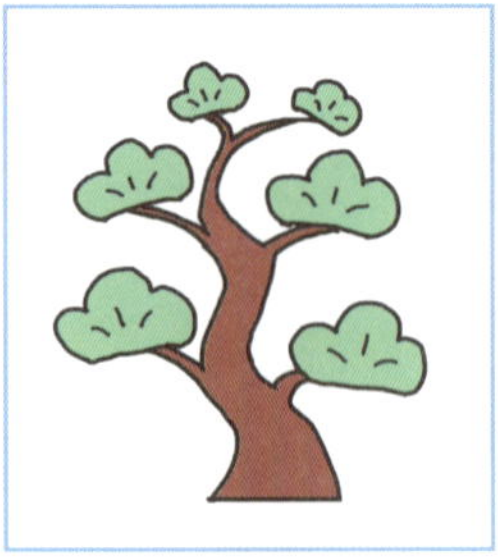
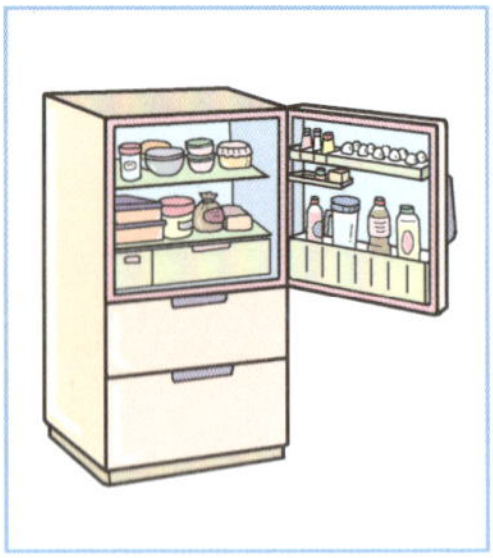
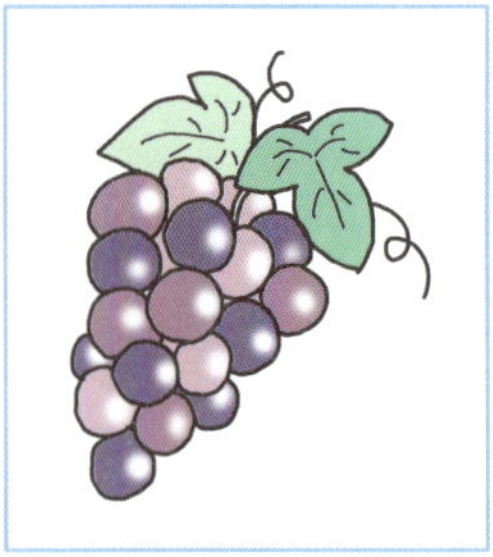
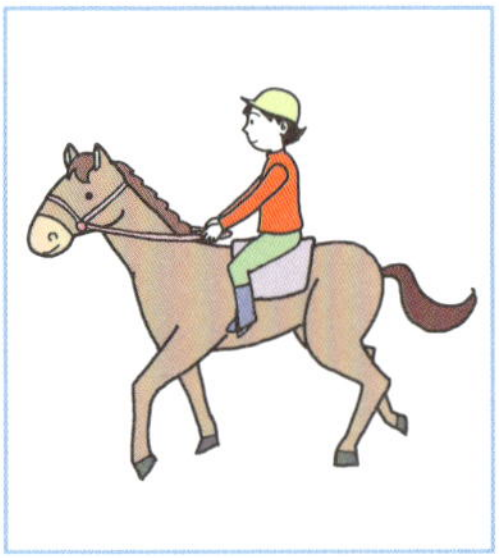
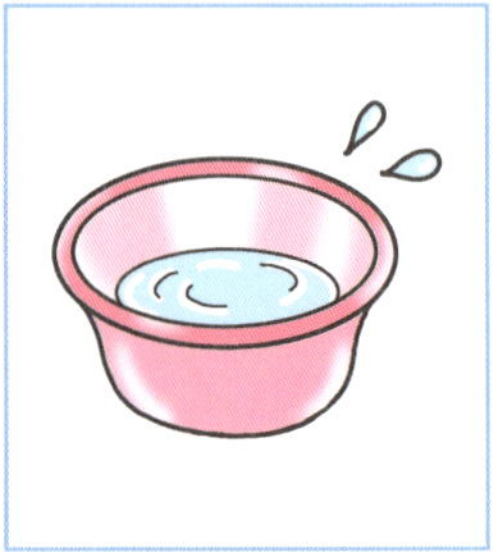
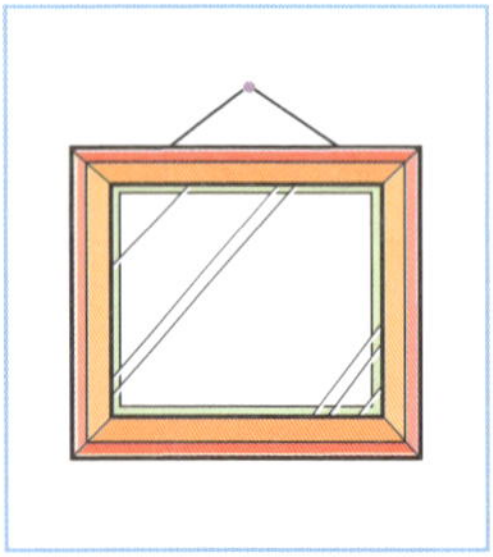
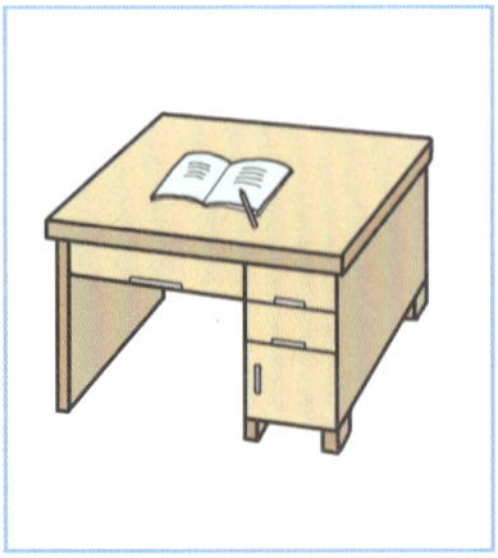
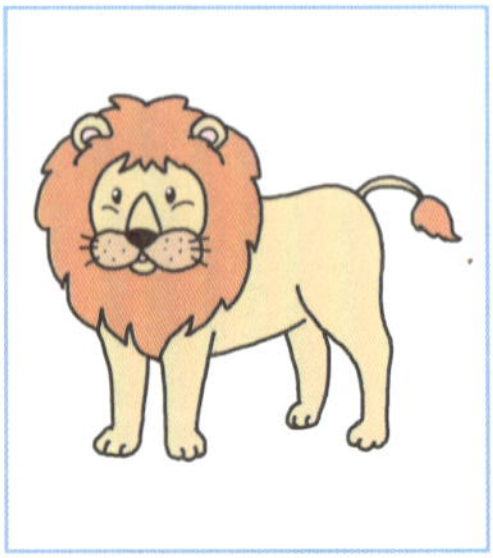
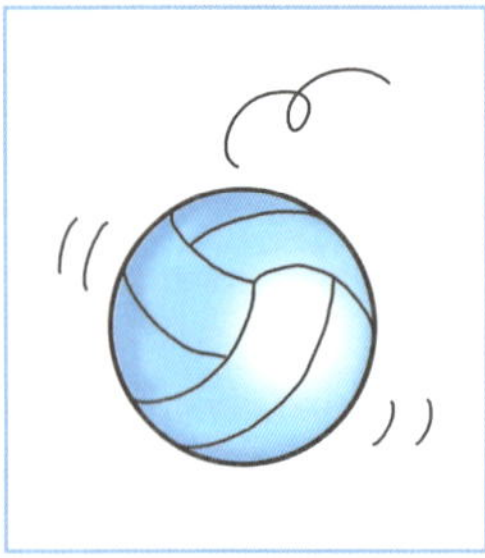
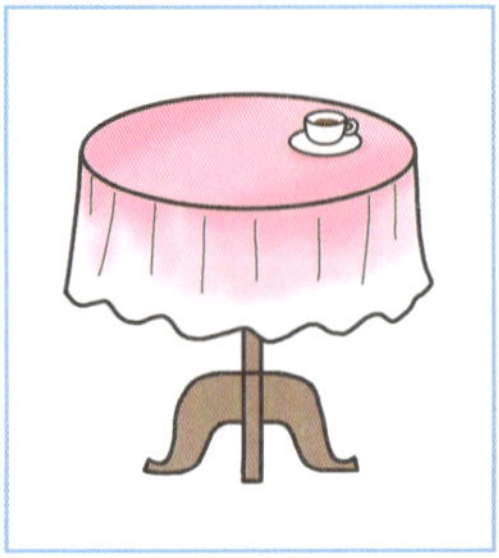
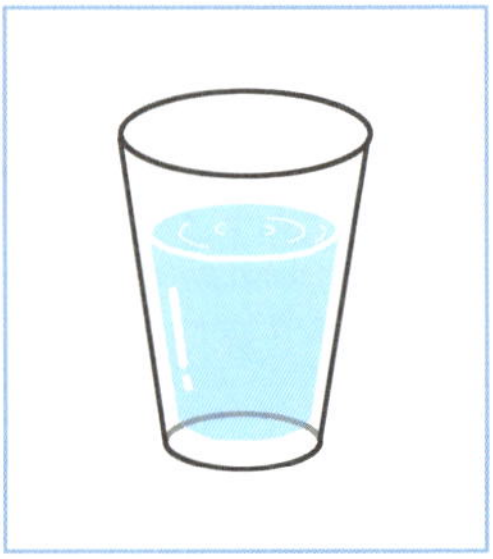

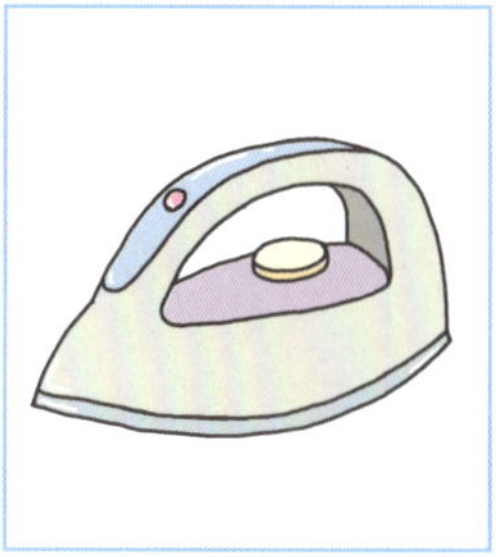
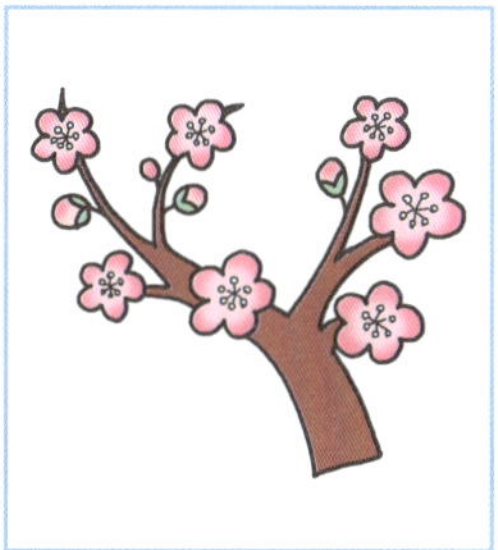
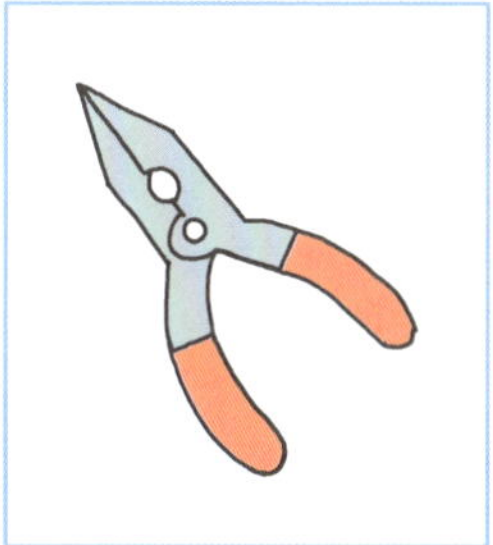
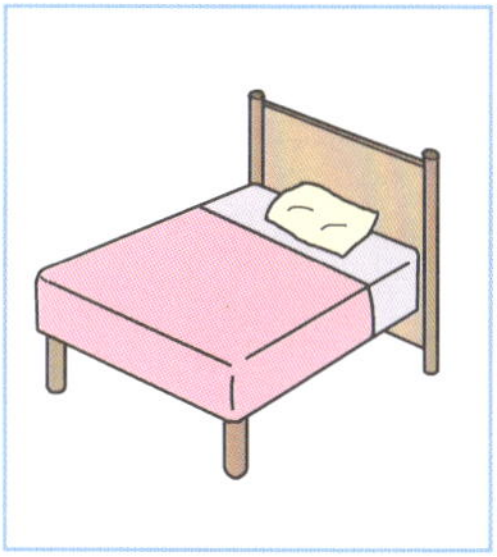
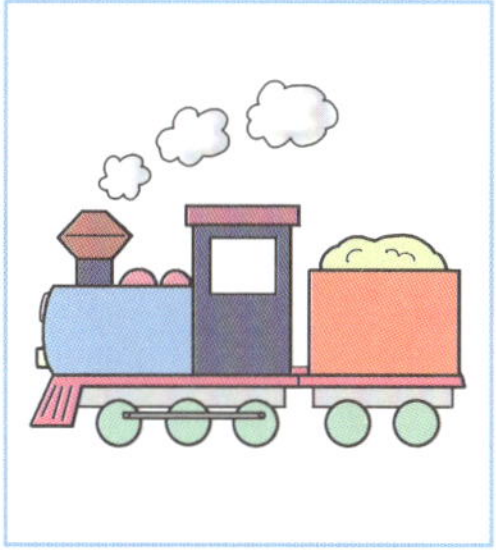
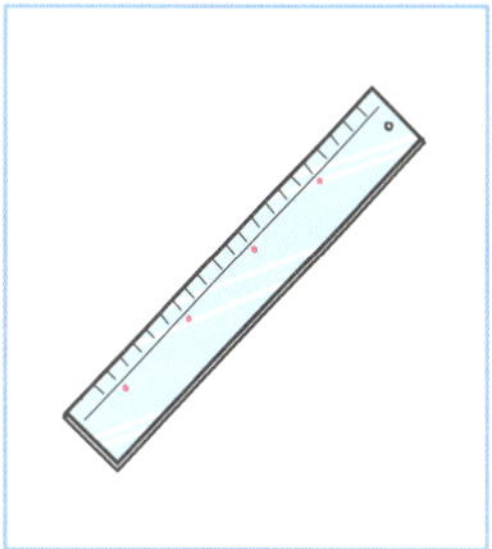
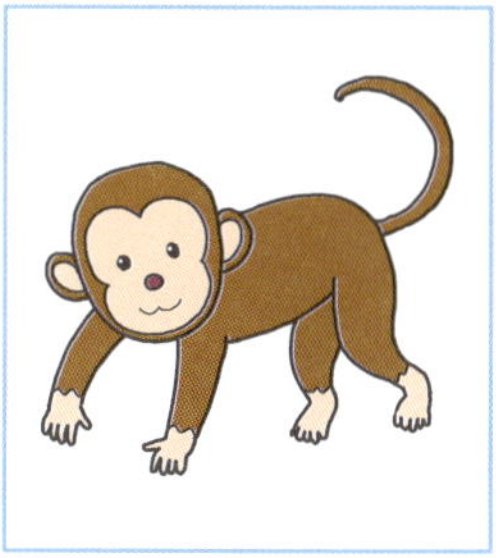
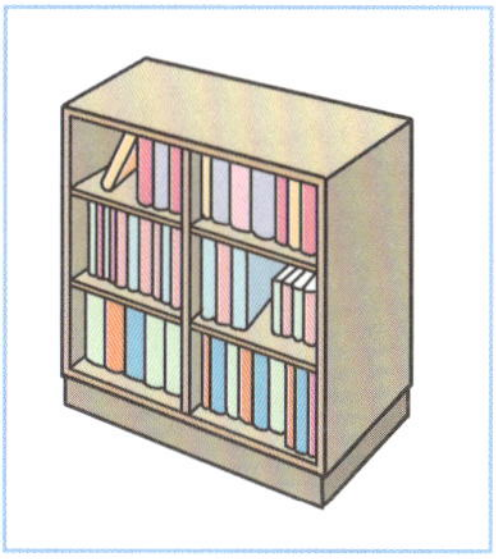
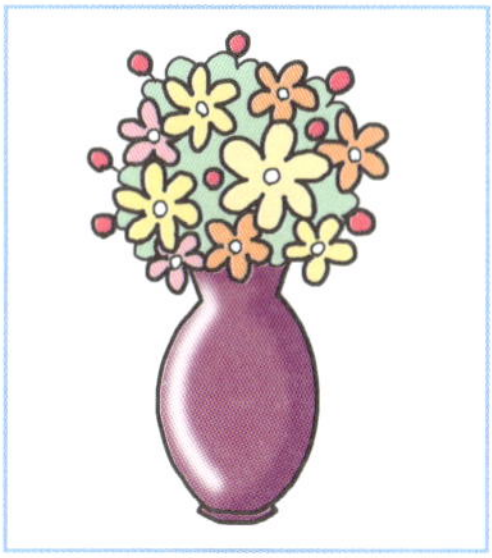
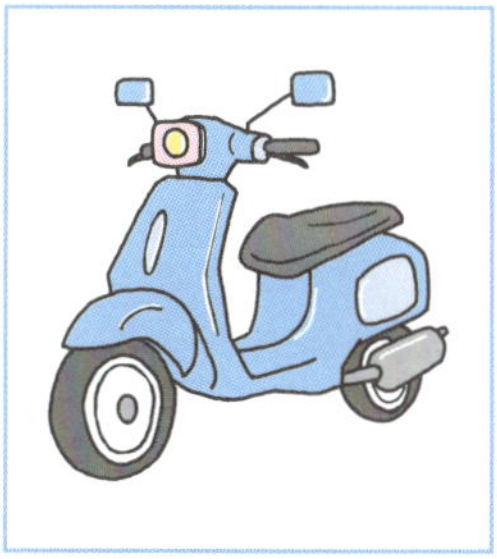
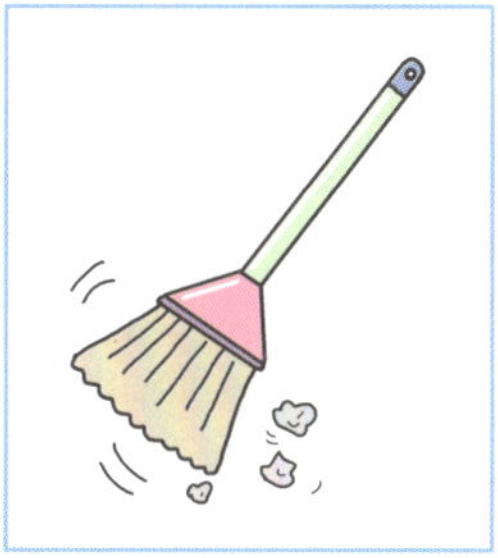
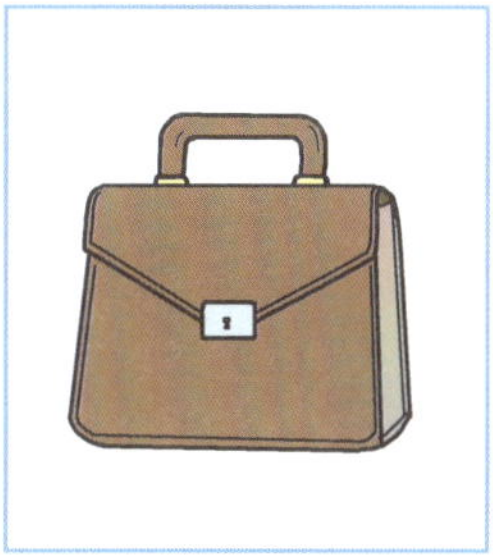

●答えは20ページ

記憶力テスト1の答え

さあ、いくつできましたか？

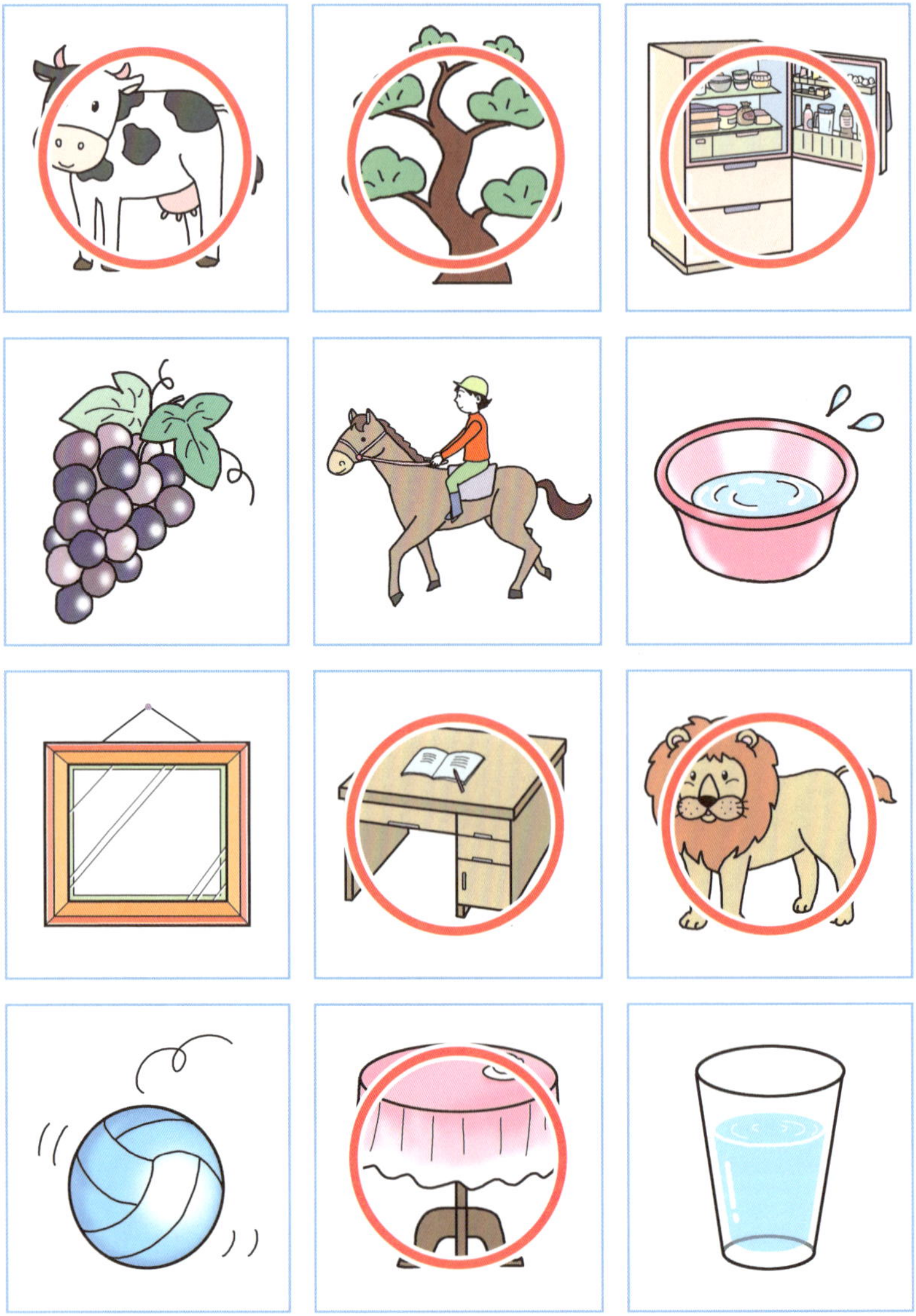

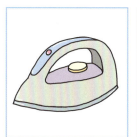

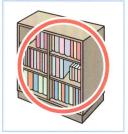

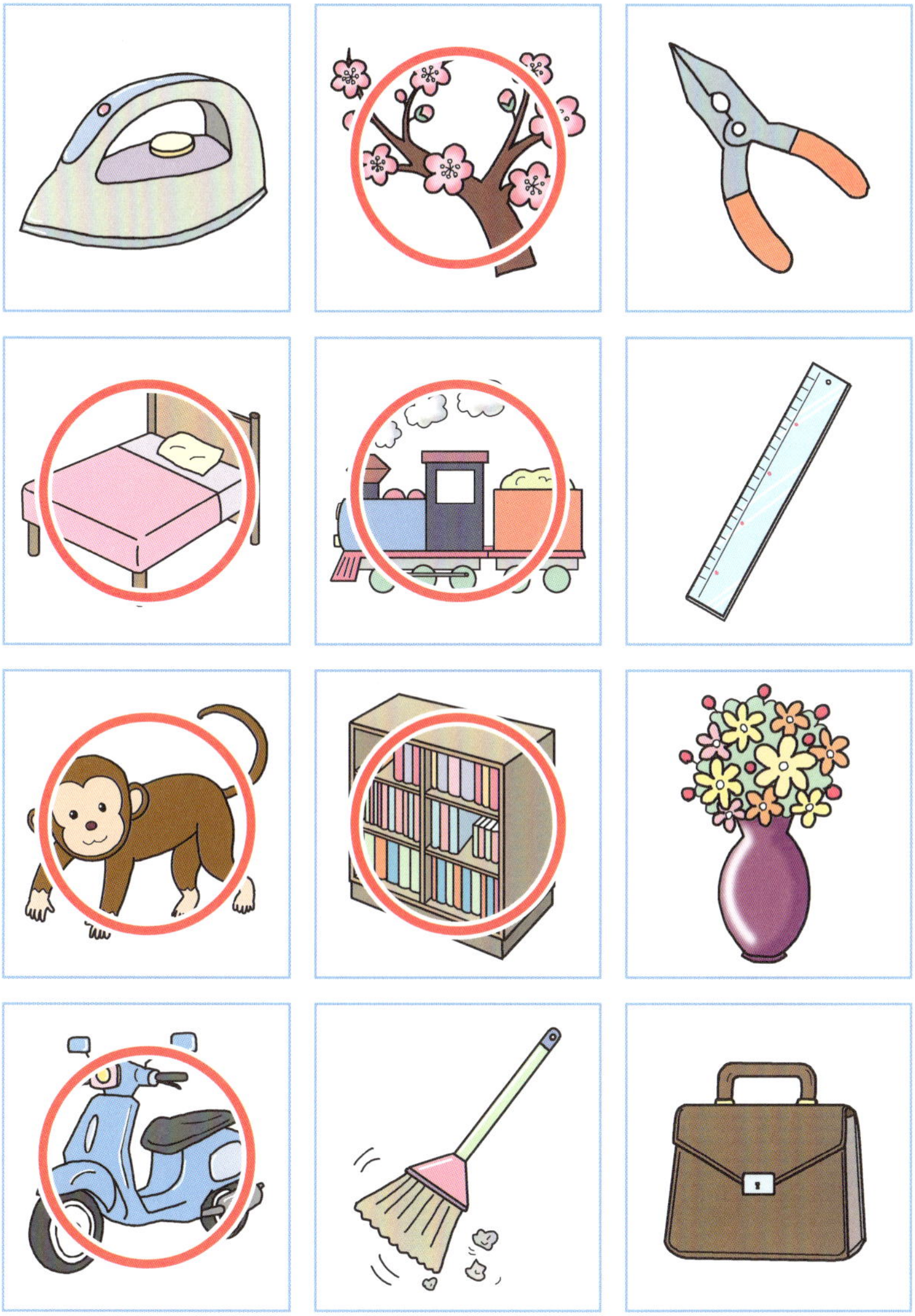

採点　正解した数がそのまま点数です。

点

記憶力テスト 2

絵の記憶（桃太郎）

下の絵と文章は「桃太郎」の一節です。文章を読んで内容を覚え、24ページの問題に答えましょう。

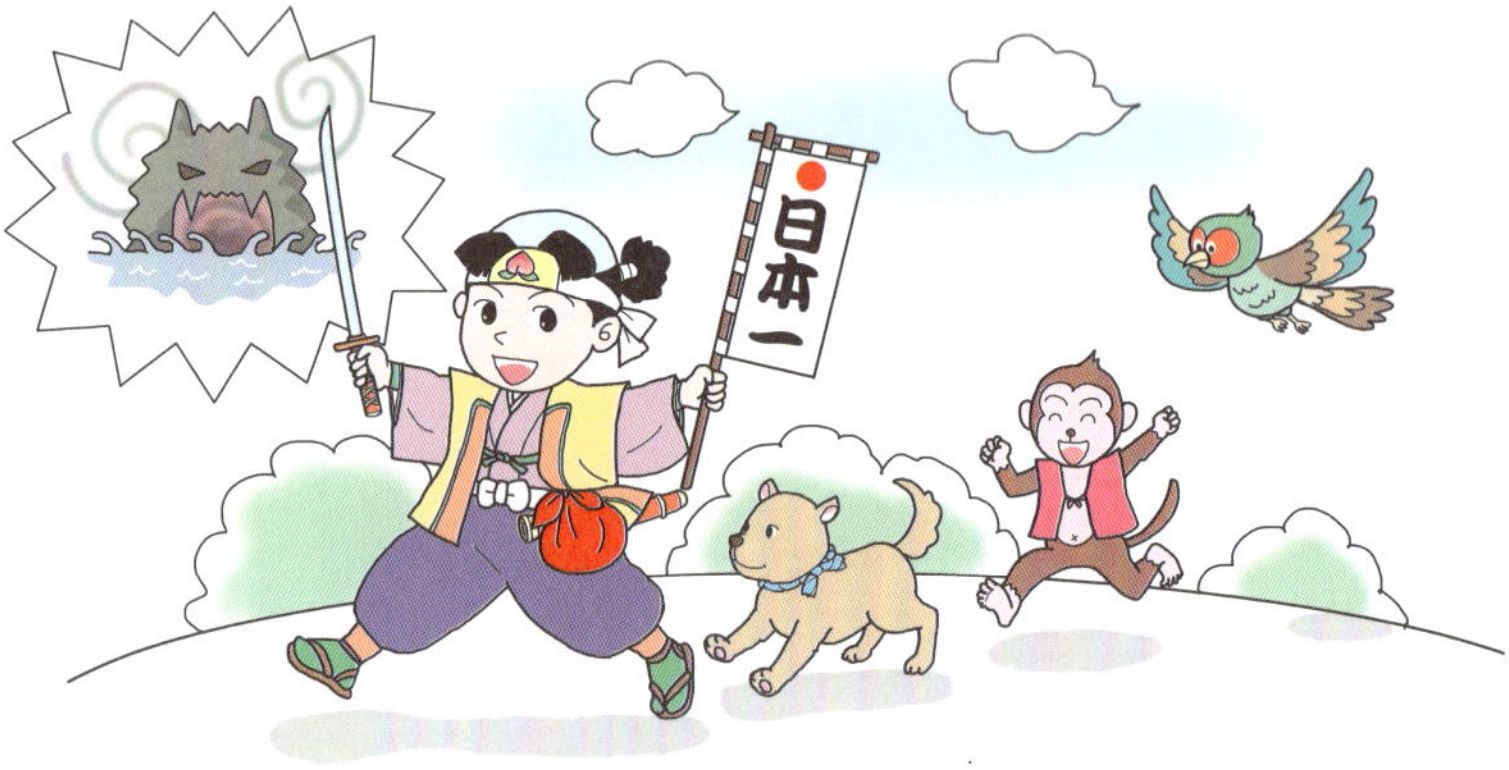

桃太郎がキビ団子を腰にぶら下げ歩いていると、1匹の犬がかけて来ました。

「桃太郎さん、どちらへおいでになりますか？」

「鬼ヶ島へ、鬼退治に行くのさ」

「それでは、わたしもお供させてください」犬はキビ団子をひとつもらって、桃太郎のお供に加わりました。

しばらくすると、1匹のサルが木の上から下りてきました。

「わたしもお供させてください」サルもキビ団子をひとつもらって、桃太郎のお供に加わりました。桃太郎と犬とサルは広い野原へ出ると、1羽のキジが降りて来ました。

「桃太郎さん、どちらへおいでになりますか？」

「鬼ヶ島へ、鬼退治に行くのさ」

「それでは、わたしもお供させてください」

こうしてキジもキビ団子をひとつもらって、桃太郎のお供に加わりました。

●問題は24ページ

記憶力テスト 3

絵の記憶（シンデレラ）

下の絵と文章は「シンデレラ」の一節です。文章を読んで内容を覚え、25ページの問題に答えましょう。

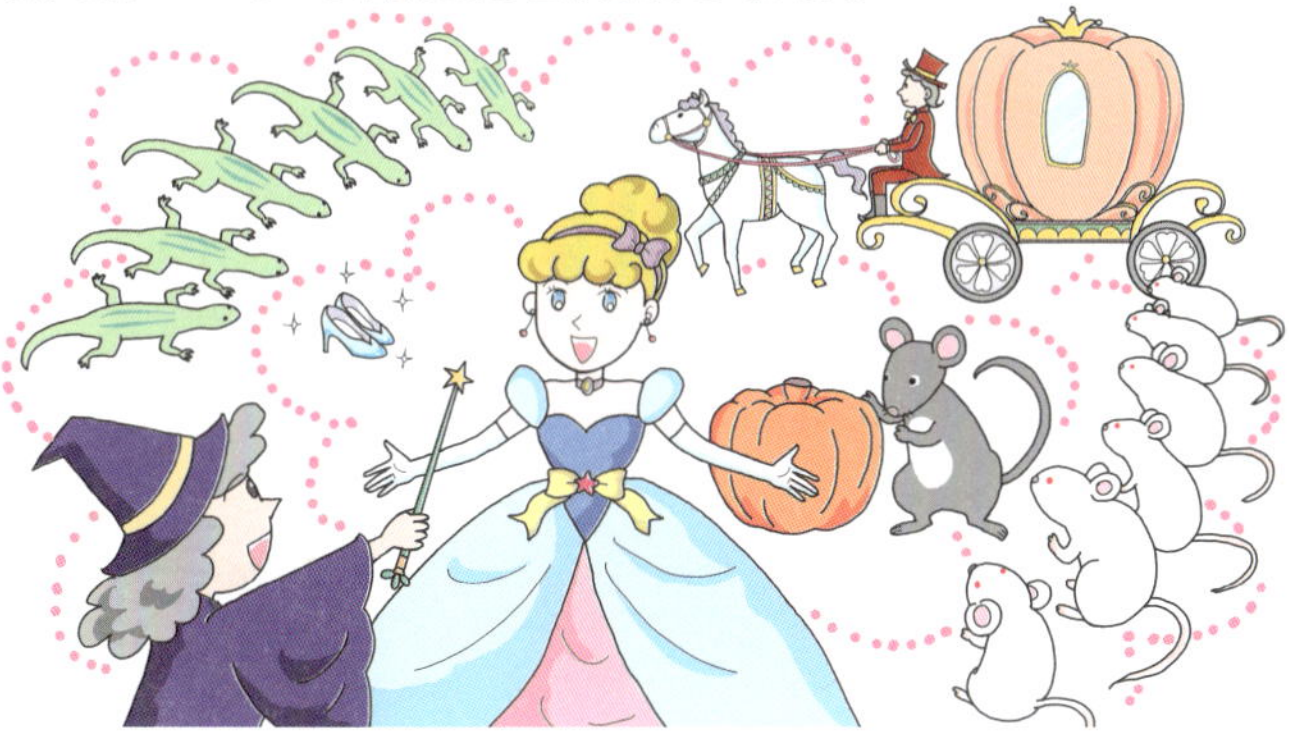

妖精はカボチャを魔法のつえで叩きました。するとそのカボチャがどんどん大きくなり、黄金の馬車になりました。

「馬車を引くには、馬が必要ね」妖精はネズミ捕りからハツカネズミを6匹取り出し魔法のつえでさわると、立派な白馬になりました。

別のネズミ捕りにいた1匹の大きな灰色ネズミを魔法のつえでさわると、今度は御者に早変わりです。

「シンデレラ、次はトカゲを6匹集めておくれ」

シンデレラが集めたトカゲは、魔法のつえでお供の人になりました。

「馬車に、白馬に、御者に、お供。さあシンデレラ、舞踏会に行く仕度ができたね」

「うれしい。……でも、こんなドレスじゃ」

「忘れていたわ」　妖精が魔法のつえをひと振りすると、みすぼらしい服は、たちまち輝くような美しいドレスに変わりました。

そして妖精は、小さなガラスの靴をくれました。

●問題は25ページ

記憶力テスト 2の問題

前のページの内容をしっかり覚えましたか？　次の問題の答えを書きましょう。

問題1

桃太郎が腰にぶら下げた食べものは何ですか？

問題2

最初に桃太郎のお供になった動物は？

問題3

2番目に桃太郎のお供になった動物は？

問題4

3番目に桃太郎のお供になった動物は？

問題5

桃太郎一行はどこに行くのですか？

●答えは26ページ

記憶力テスト 3の問題

前のページの内容をしっかり覚えましたか？　次の問題の答えを書きましょう。

問題1

馬車になった野菜は何？

問題2

馬車を引く白馬になった動物は？

問題3

大きな灰色ネズミは何になりましたか？

問題4

シンデレラのお供は何人？

問題5

妖精がくれた靴は何でできている？

●答えは27ページ

記憶力テスト 2の答え

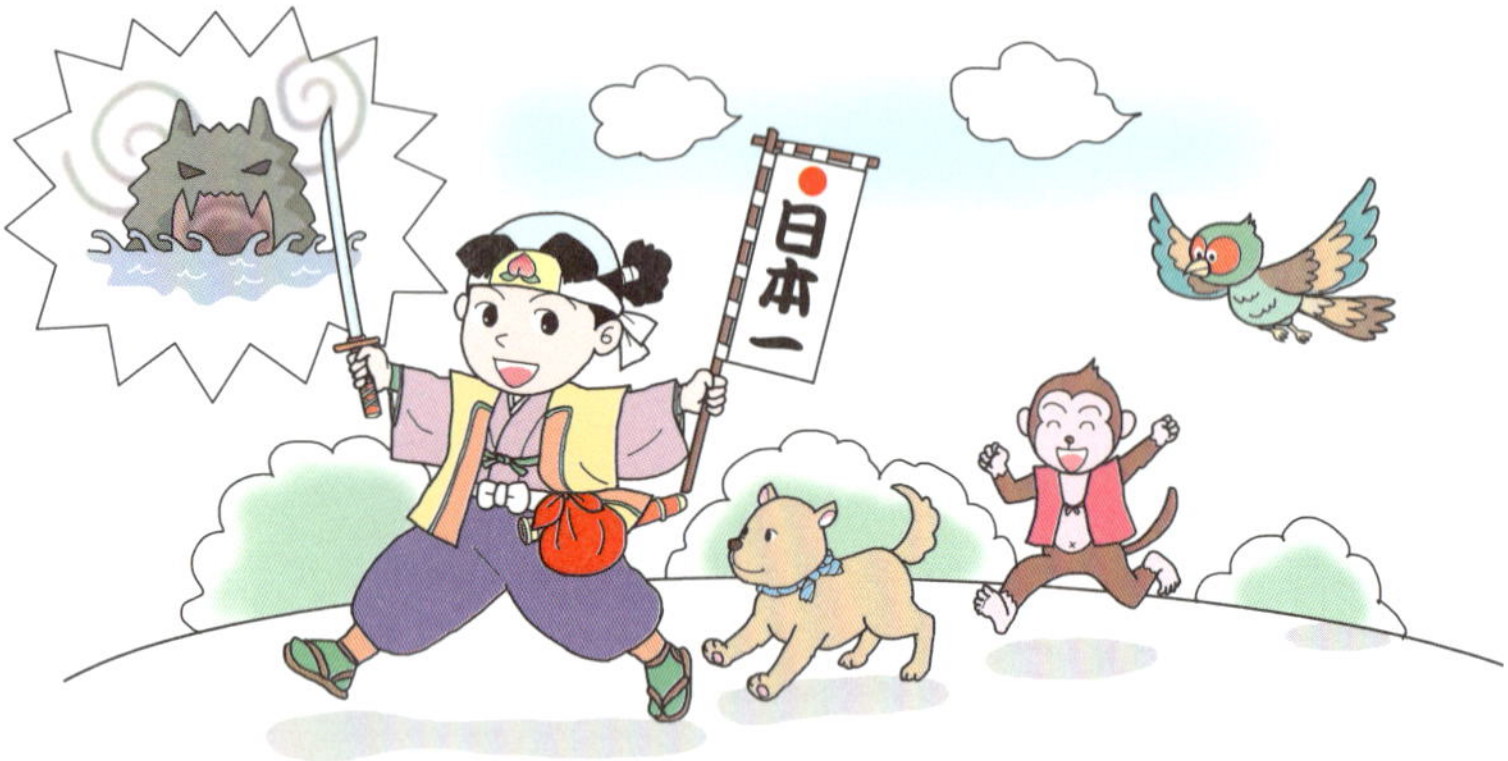

問題1 の答え　キビ団子

問題2 の答え　犬

問題3 の答え　サル

問題4 の答え　キジ

問題5 の答え　鬼ヶ島

● **採点**　正解した数がそのまま点数です。　　　点

記憶力テスト 3の答え

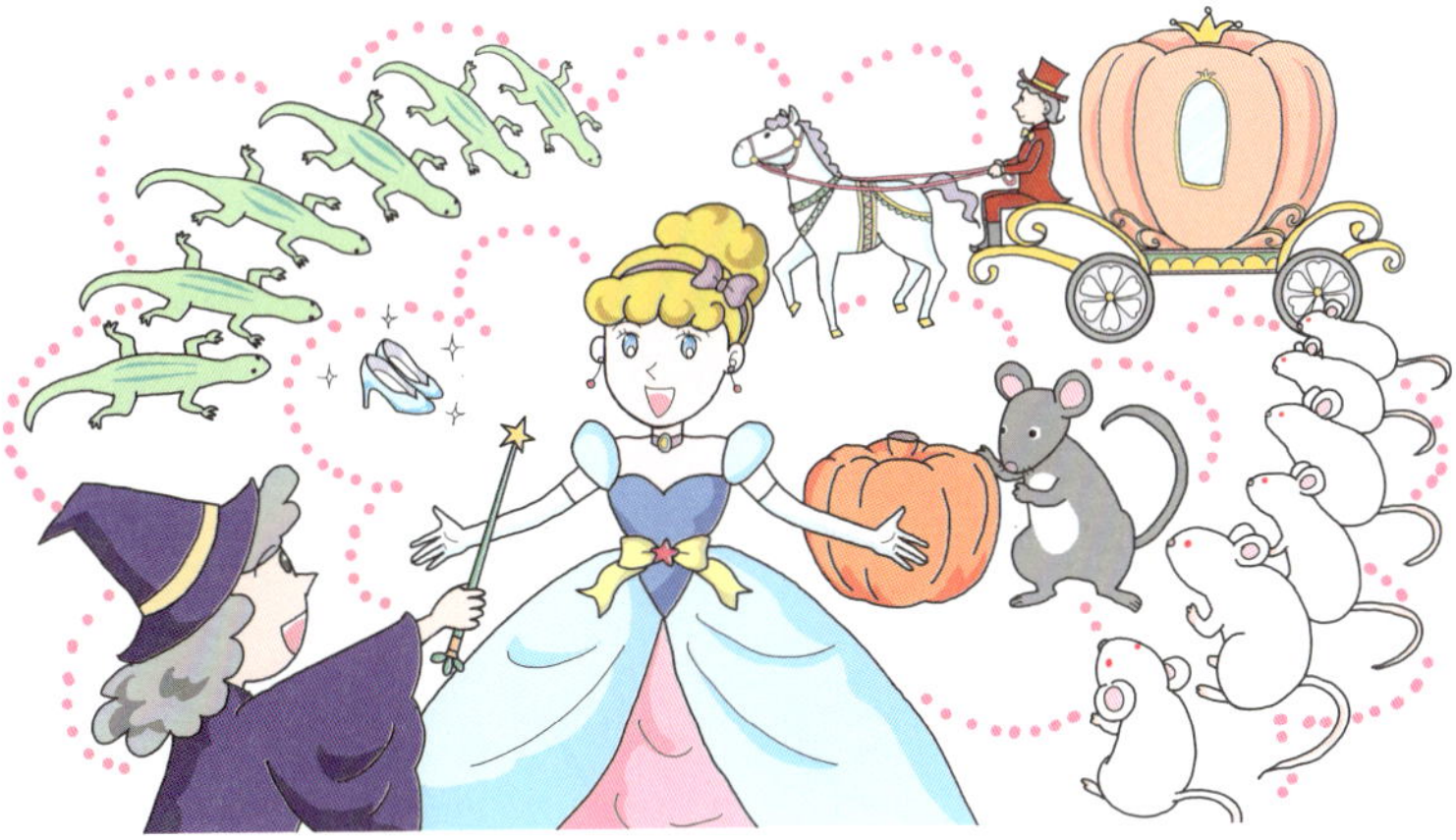

問題1 の答え　カボチャ

問題2 の答え　ハツカネズミ

問題3 の答え　御者

問題4 の答え　6人

問題5 の答え　ガラス

●**採点**　正解した数がそのまま点数です。

点

言語能力テスト 1

文字探し

タテ・ヨコ・ナナメに「ミシン」ということばをさがしましょう。上下、左右どちらから読んでもかまいません。すでに線の引かれているものも含めて「ミシン」はいくつあるでしょう。

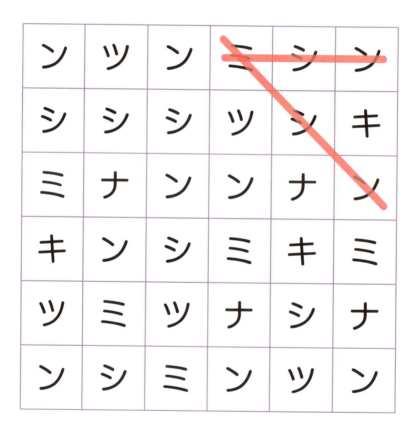

ン	ツ	ン	ミ	シ	ン
シ	シ	シ	ツ	シ	キ
ミ	ナ	ン	ン	ナ	ン
キ	ン	シ	ミ	キ	ミ
ツ	ミ	ツ	ナ	シ	ナ
ン	シ	ミ	ン	ツ	ン

●答えは30ページ

熟語づくり

リストにある漢字を使って読み方ににあう熟語をつくりましょう。リストの漢字は1回ずつしか使えません。最後に残った漢字を組み合わせてできる四字熟語は何？

(例) ①みやげ…□□ ②むすこ…□□ ③れいか…□□

リスト 産 子 夏 息 土 冷

(答え) ①土産 ②息子 ③冷夏

①あさがお……□□

②えしゃく……□□

③おしょう……□□

④おとめ……□□

⑤おんせん……□□

⑥くげ……□□

⑦ことがら……□□

⑧ことば……□□

⑨せいかつ……□□

⑩でんとう……□□

⑪どこ……□□

⑫とこなつ……□□

⑬のりと……□□

⑭はいく……□□

⑮へた……□□

リスト

安	会	柄	運	乙	温	夏	家	何	活	顔	句
下	言	公	詞	釈	祝	尚	常	手	処	全	生
事	朝	電	転	灯	俳	女	葉	和	泉		

残った漢字でできる四字熟語は何でしょう。□□□□

●答えは31ページ

言語能力テスト 3

「さんずい」の漢字探し

「さんずい」のつく漢字を書きましょう。下のリストから選んでください。

①和食にはやっぱり味噌□《しる》ですね。

②今日は暑かったので□《あせ》をたくさんかきました。

③□《うみ》の近くには砂□《はま》があります。

④自治会の役員として□《かつ》動しています。

⑤樹木に接する森林□《よく》は、精神的に癒されます。

⑥わたしは今、□《かん》字のテストをやっています。

⑦□《おん》□《しっ》布はとても気持ちがいいです。

リスト

汁	浜	湿	活	浴	汗	海	漢	温

●答えは32ページ

P28 言語能力テスト 1の答え

9個

●採点

0個…………0点
1〜4個……1点
5〜8個……2点
9個…………3点

点

ン	ツ	ン	ミ	シ	ン
シ	シ	シ	ツ	シ	キ
ミ	ナ	ン	ン	ナ	ン
キ	ン	シ	ミ	キ	ミ
ツ	ミ	ツ	ナ	ン	ナ
ン	シ	ミ	ン	ツ	ン

言語能力テスト 4

ことばを組み合わせる

左列と右列のことばを組み合わせましょう。

夏季	受験
集中	退職
海外	休暇
交通	旅行
定年	渋滞
大学	

あれ？　左列のことばが１つあまりました。あまったことばは何でしょう？

●答えは33ページ

P29 言語能力テスト 2の答え

①朝顔　②会釈　③和尚　④乙女　⑤温泉　⑥公家
⑦事柄　⑧言葉　⑨生活　⑩電灯　⑪何処　⑫常夏
⑬祝詞　⑭俳句　⑮下手

四字熟語……安全運転

●採点　二字熟語0個…………0点
二字熟語1～7個 ……1点
二字熟語8個以上……2点
四字熟語完成 ……… 3点
※満点は3点です

点

計算力テスト 1

ひらがなで計算

ひらがなを読んで計算してみましょう。慣れてきたらメモをとらずに頭の中で計算しましょう。

① さんたすごたすにたすはち

② よんたすごたすはちひくなな

③ はちひくろくたすさんたすごひくじゅう

④ はちひくいちひくにたすななたすはち

⑤ （ななたすじゅうひくきゅうひくさん）かけるご

●答えは34ページ

P30 言語能力テスト 3の答え

①汁　②汗　③海　浜　④活　⑤浴　⑥漢　⑦温　湿

●採点　0個…………0点
1～3個 …… 1点
4～6個 …… 2点
7個…………3点

点

計算力テスト 2

いろいろな文字で計算

P32「ひらがなで計算」の応用です。ひらがなやカタカナ、漢数字も混ざっています。暗算で計算しましょう。

① さんたす五たすにたす八ひくジュウに

② 四たすごたすはちひく七たす十

③ はちひくロクたすサンたす五ひくじゅうたす二

④ 八ひく一ひくにたす七たすハチたすじゅう

⑤ (ななたすジュウひくキュウひく三) かけるゴわる五

●答えは35ページ

P31 言語能力テスト 4の答え

夏季休暇　海外旅行　交通渋滞　定年退職
大学受験

あまったことば……集中

●採点
0個…………0点
1～3個 …… 1点
4～5個 …… 2点
あまったことば正解……3点
※満点は3点です

点

計算力テスト３

時間の計算

時間の計算をしましょう。

① 20分 ＋ 30分 ＋ 40分 ＝ □時間□分

② 25分 ＋ 45分 ＋ 15分 ＝ □時間□分

③ 1時間45分 － 25分 ＋30分 ＝ □時間□分

④ 2時間15分 ＋ 35分 － 1時間40分 ＝ □時間□分

⑤ 娘の家までは徒歩15分です。10時50分に家を出ると何時に着きますか？

□時□分

⑥ 友人と駅で10時に待ち合わせをしています。
駅までは、徒歩5分のバス停まで歩き、バスに乗ったら約15分で駅に着きます。
バスは10分おきに来るので時間は調べていません。
待ち合わせ時間に遅刻しないためには、何時より前に家を出ればよいでしょう。

□時□分より前

●答えは36ページ

P32 計算力テスト１の答え

① 18　② 10　③ 0　④ 20　⑤ 25

●採点
0個…………0点
1〜2個……1点
3〜4個……2点
5個…………3点

□点

計算力テスト 4

お金はいくら?

次のコインのイラストを見て、全部でいくらか金額を計算しましょう。

①

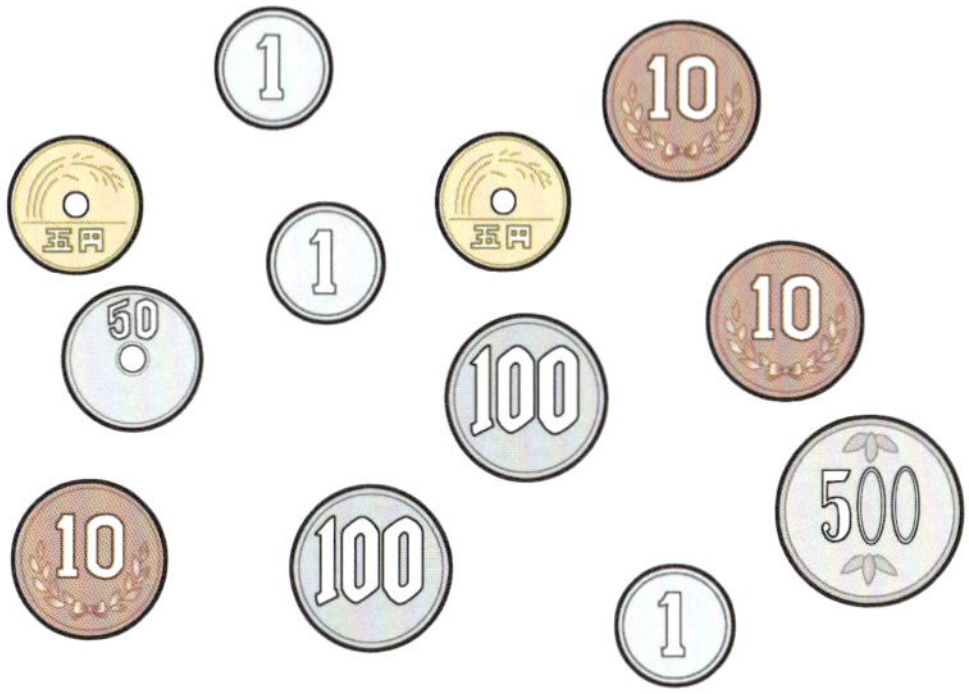

円

②

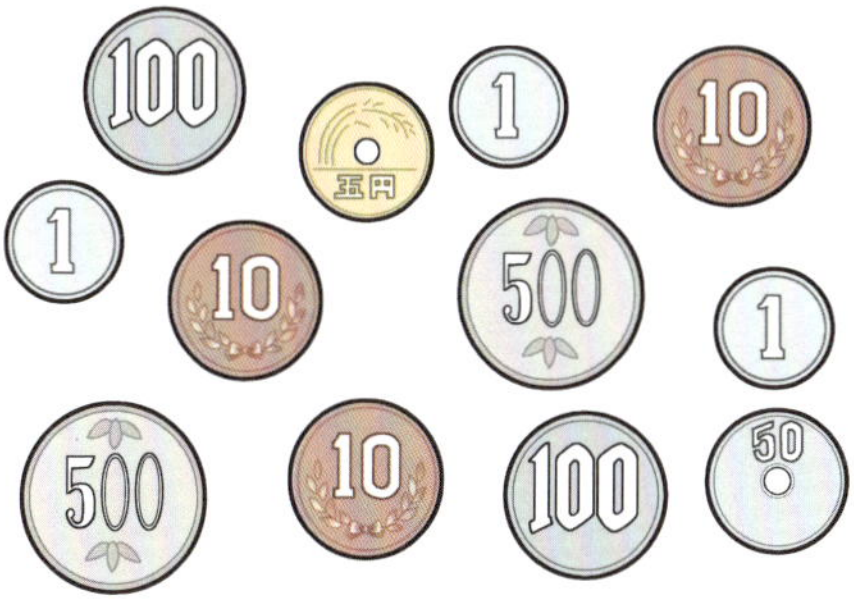

円

●答えは37ページ

P33 計算力テスト 2の答え

① 6　② 20　③ 2　④ 30　⑤ 5

●**採点**

0個…………0点
1～2個 …… 1点
3～4個 …… 2点
5個…………3点

点

計算力テスト 5

おつりはいくら？ 1

P 35「おかねはいくら？」の応用編です。持っているお金で買い物をしたらいくら残るでしょう。

持っているお金

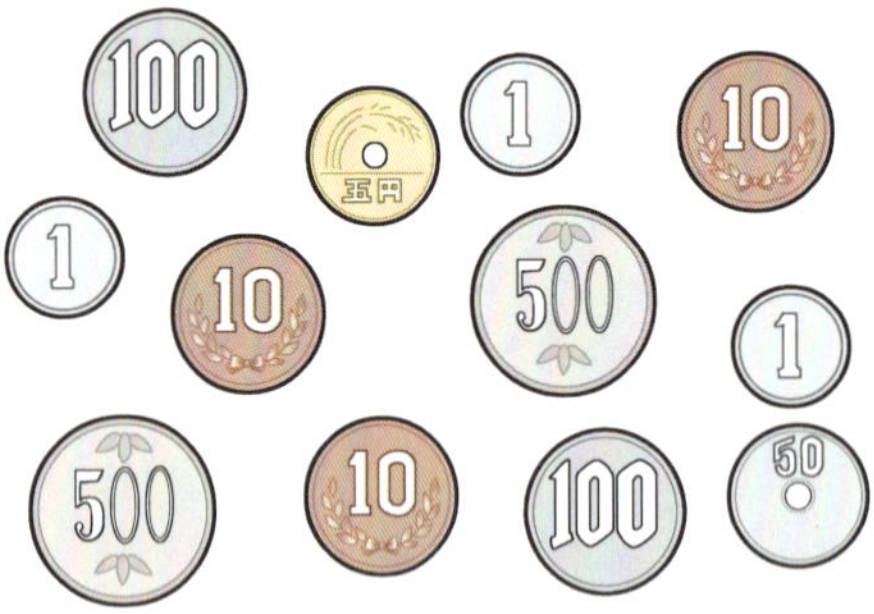

買った物

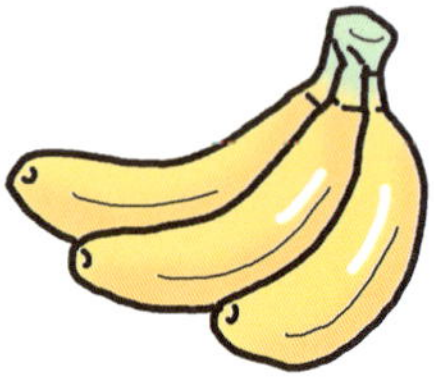

バナナ250円

リンゴ180円

おつり（残ったお金）は ＿＿＿ 円

●答えは38ページ

P34 計算力テスト 3の答え

① 1時間30分　② 1時間25分　③ 1時間50分
④ 1時間10分　⑤ 11時5分　⑥ 9時30分より前

●**採点**
0個…………0点
1～2個 …… 1点
3～5個 …… 2点
6個…………3点

＿＿＿ 点

計算力テスト 6

おつりはいくら？ 2

もう少し高いお買い物をしたら、おつりはいくら残るでしょう。

持っているお金

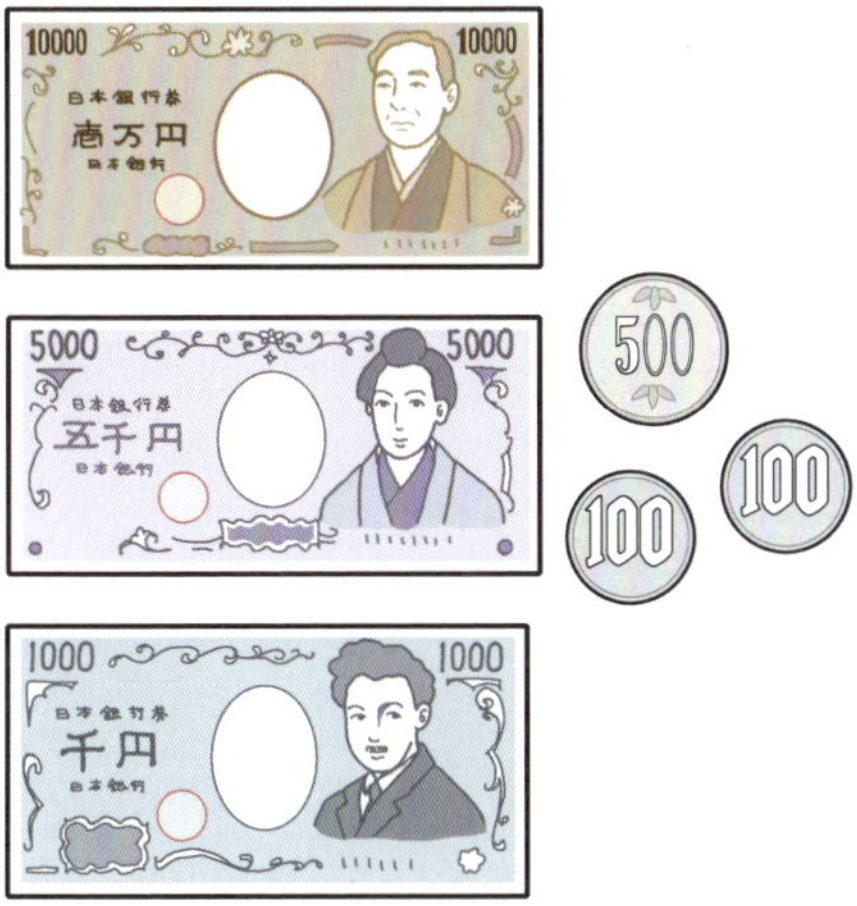

買った物

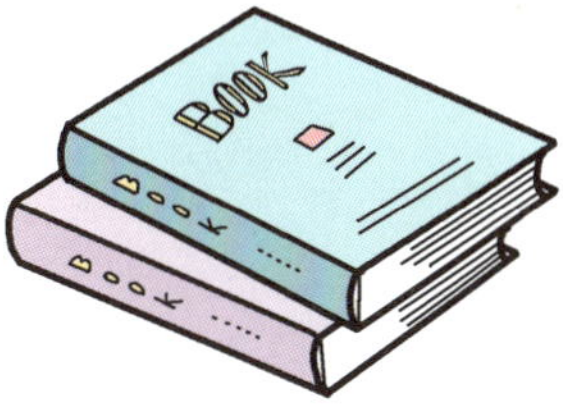

1冊1,500円の
本を2冊

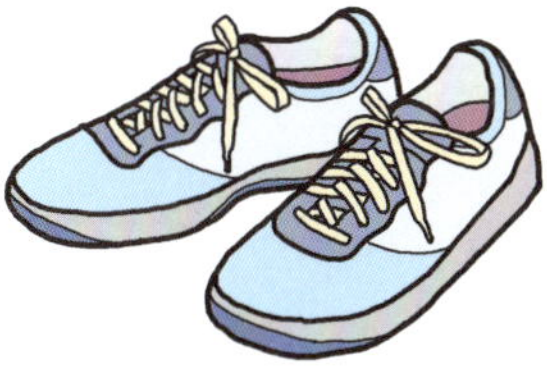

7,800円の
スニーカー

おつり（残ったお金）は ＿＿＿＿ 円

●答えは39ページ

P35 計算力テスト 4の答え

① 793円　② 1,288円

●**採点**　①と②が不正解 …………… 0点
①と②のどちらか正解……2点
①と②両方正解………………4点

点

計算力テスト 7

「＋」「－」を入れる計算

下の計算式がなりたつように □ の中に＋か－を入れましょう。

① 8 □ 3 □ 6 □ 5 ＝ 22

② 8 □ 3 □ 6 □ 5 ＝ 6

③ 8 □ 3 □ 6 □ 5 ＝ 16

④ 8 □ 3 □ 6 □ 5 ＝ 0

⑤ 8 □ 3 □ 6 □ 5 ＝ 12

⑥ 8 □ 3 □ 6 □ 5 ＝ 4

⑦ 8 □ 3 □ 6 □ 5 ＝ 10

●答えは40ページ

P36 計算力テスト 5の答え

858円

●採点　不正解……0点
　　　　正解………3点

　　　点

計算力テスト 8

数の合流

（例）のように隣どうしの数を足してみましょう。一番下の □ に入る数字はなに？

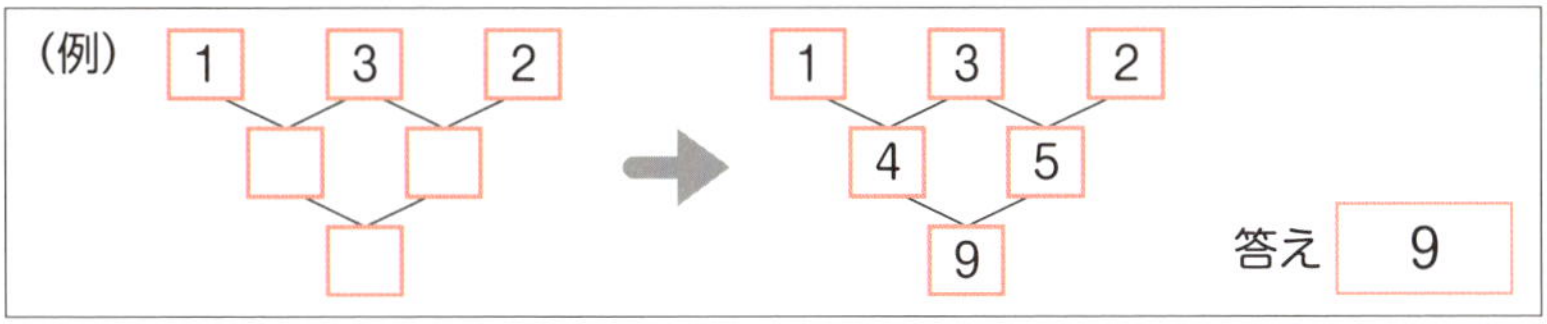

①
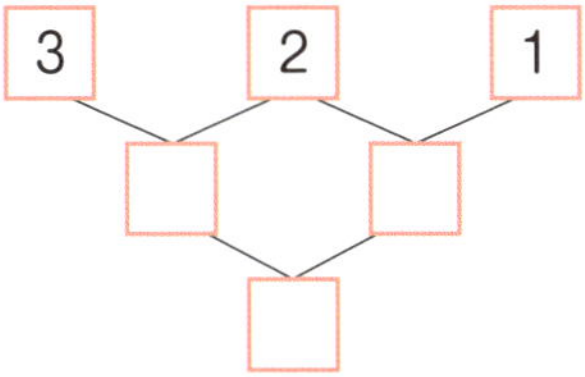

②
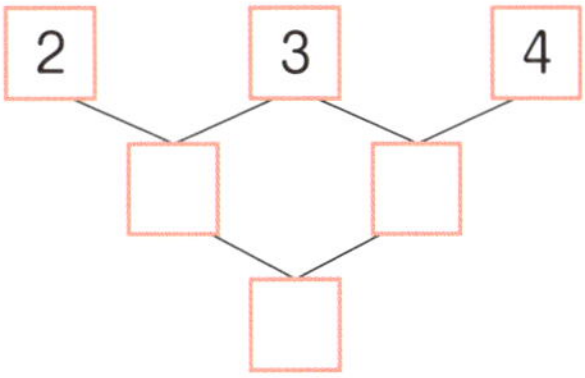

③
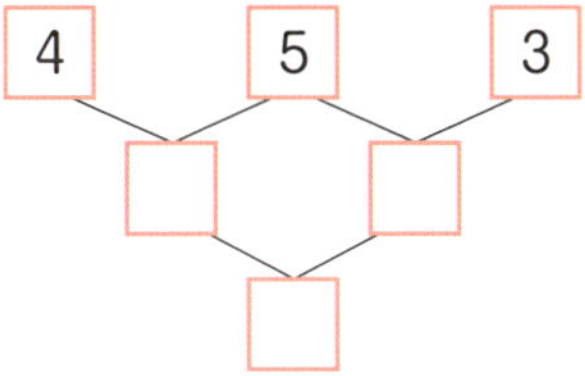

④
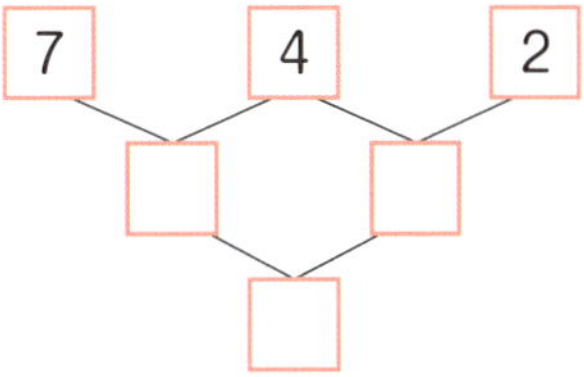

⑤
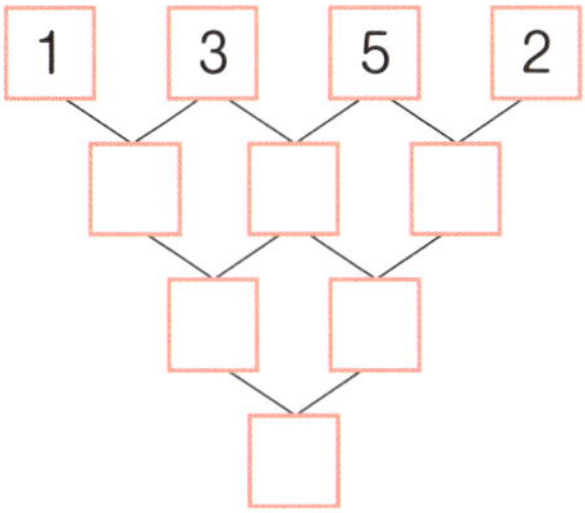

⑥
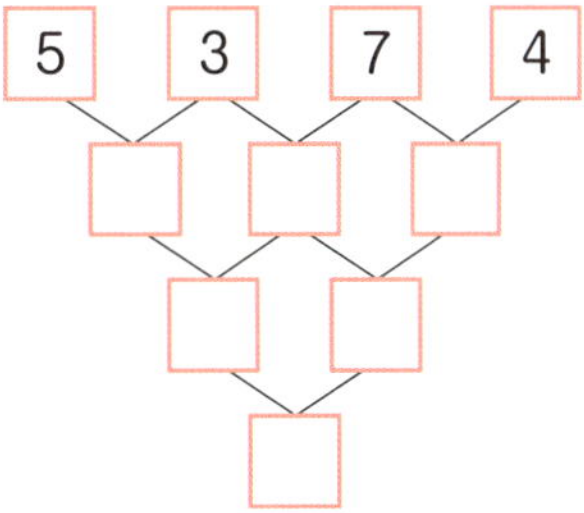

●答えは41ページ

P37 計算力テスト 6の答え

5,900円

●採点 不正解……0点
正解………3点

| 点 |

計算力テスト 9

6マスナンバープレース

1から6までの数字を□に入れましょう。タテ、ヨコと太線で囲まれた2×3マスのブロックに1～6の数字がひとつずつ入ります。同じ列に同じ数字は入りません。

1					2
		2	4		
2					6
5	3			2	4
4		1	5		3
6					1

●答えは42ページ

P38 計算力テスト 7の答え

① 8+3+6+5=22　② 8−3+6−5=6　③ 8−3+6+5=16
④ 8+3−6−5=0　⑤ 8+3+6−5=12　⑥ 8−3−6+5=4
⑦ 8+3−6+5=10

●採点
0個…………0点
1～3個 …… 1点
4～6個 …… 2点
7個…………3点

点

計算力テスト 10

9マスナンバープレース

前ページの6マスナンバープレースができたら、次は1から9の数字に挑戦しましょう。

4		1	6			5		8
5	8		1		4	9	3	7
3			8	5	9			1
	6	3				2		
	5	8	2	4	6	1	7	
		4		9		8		
6			9	1	7			5
7	1		4		8		9	2
8		9		6		7		4

●答えは43ページ

P39 計算力テスト 8の答え

①8　②12　③17　④17　⑤27　⑥39

●採点　0個…………0点
1～2個……1点
3～5個……2点
6個…………3点

点

判断力テスト 1

野菜は何本？

それぞれの野菜は何本ありますか？

ニンジン　　本　キュウリ　　本　ナス　　個

ダイコン　　本　カブ　　個

●答えは44ページ

P40 計算力テスト 9の答え

●採点　不正解………0点
正解…………3点

点

1	4	5	6	3	2
3	6	2	4	1	5
2	1	4	3	5	6
5	3	6	1	2	4
4	2	1	5	6	3
6	5	3	2	4	1

判断力テスト 2

丸い図形が多いのは？

あ　い　う　え　のなかで丸い図形が一番多いのはどれですか？

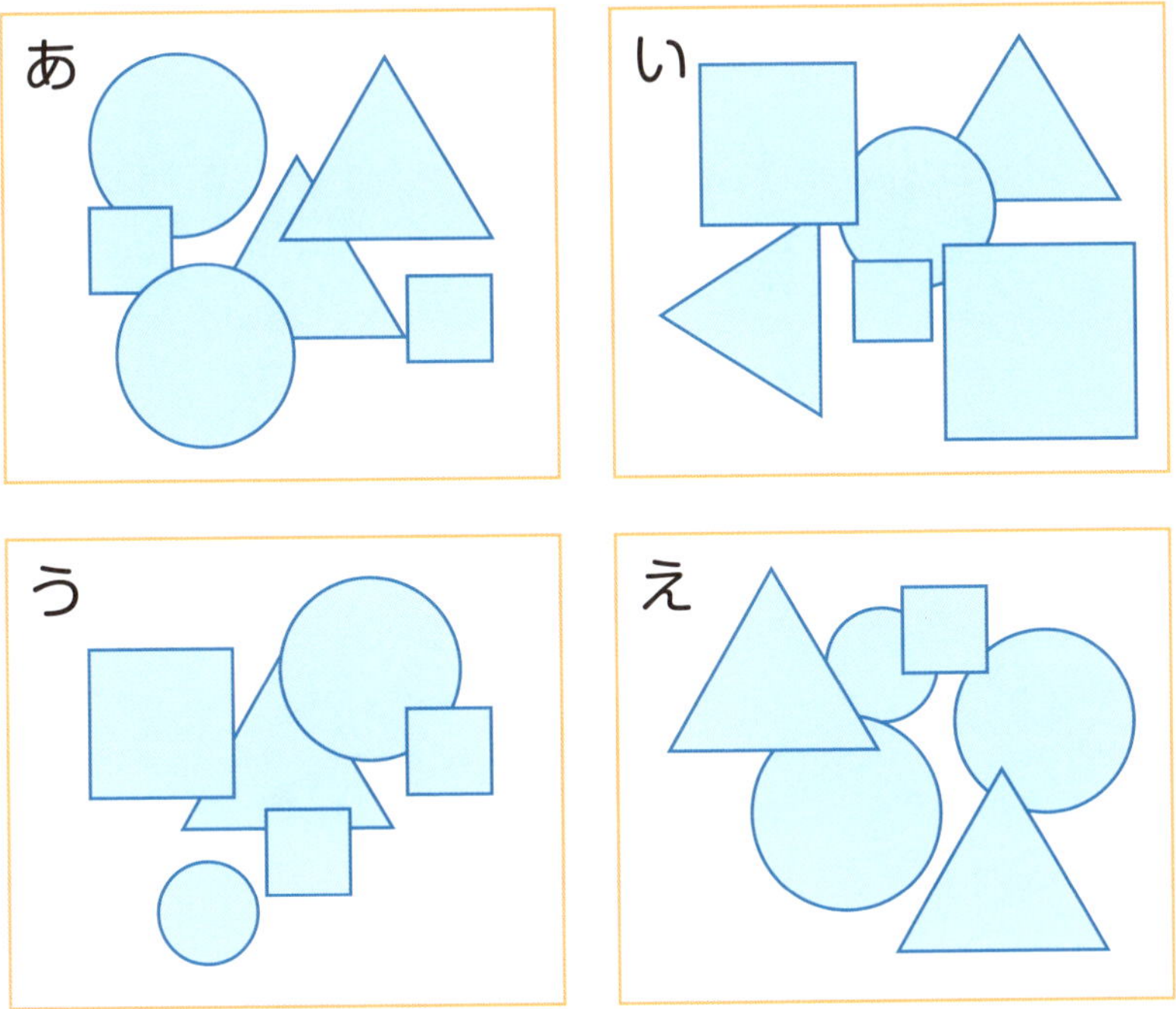

●答えは45ページ

P41 計算力テスト 10の答え

4	9	1	6	7	3	5	2	8
5	8	6	1	2	4	9	3	7
3	2	7	8	5	9	4	6	1
1	6	3	7	8	5	2	4	9
9	5	8	2	4	6	1	7	3
2	7	4	3	9	1	8	5	6
6	4	2	9	1	7	3	8	5
7	1	5	4	3	8	6	9	2
8	3	9	5	6	2	7	1	4

●**採点**　不正解………0点
　　　　正解…………3点

点

判断力テスト 3

「あ」はいくつ?

よく似ている文字が並んでいます。

さて、**あ** はいくつあるでしょう？　向きが違ったり、大きさがちがうのもあります。

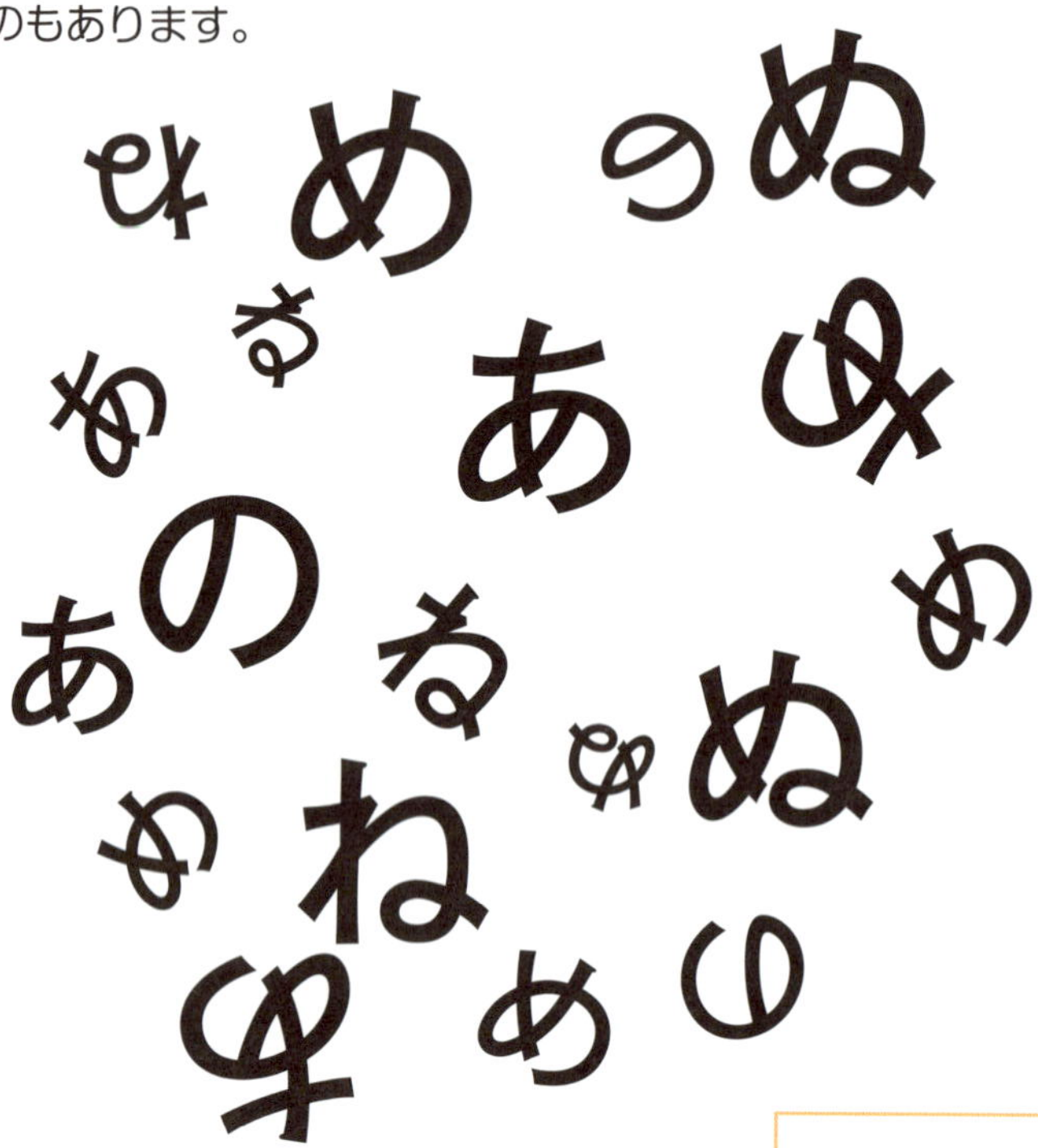

□個

●答えは46ページ

P42 判断力テスト 1の答え

ニンジン	5本
キュウリ	5本
ナス	3個
ダイコン	3本
カブ	3個

●採点
正解した数がそのまま点数です。

□点

判断力テスト 4

「フ」はいくつ?

今度はカタカナです。**フ**という文字はいくつありますか？

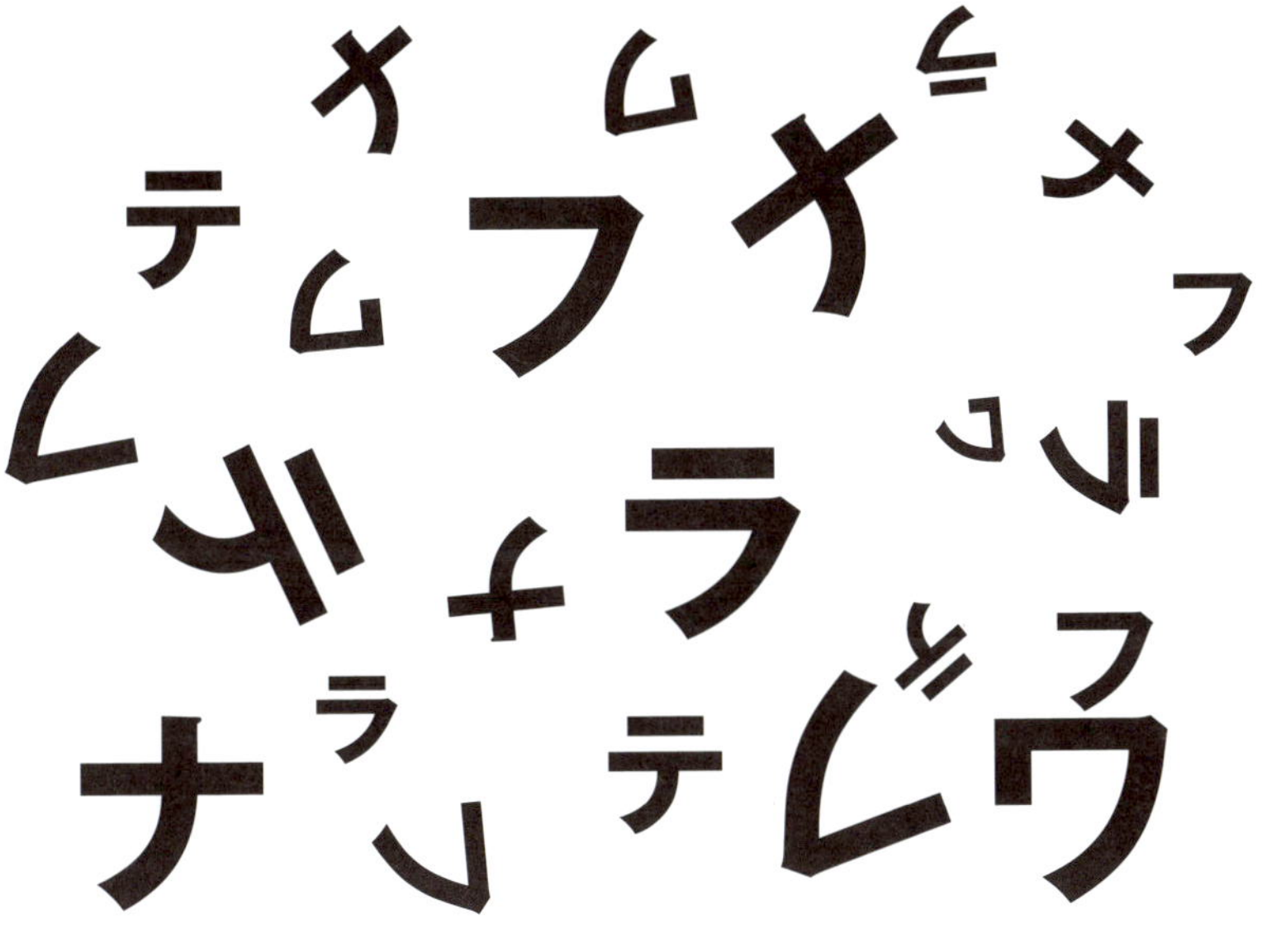

個

●答えは47ページ

P43 判断力テスト 2の答え

丸い図形が一番多いのは **え**（3個）

●採点 不正解………0点
正解…………2点

点

判断力テスト 5

まちがい探し1（桃太郎）

上の絵は22ページの桃太郎の絵です。
下の絵には違うところが5カ所あります。見つけてください。

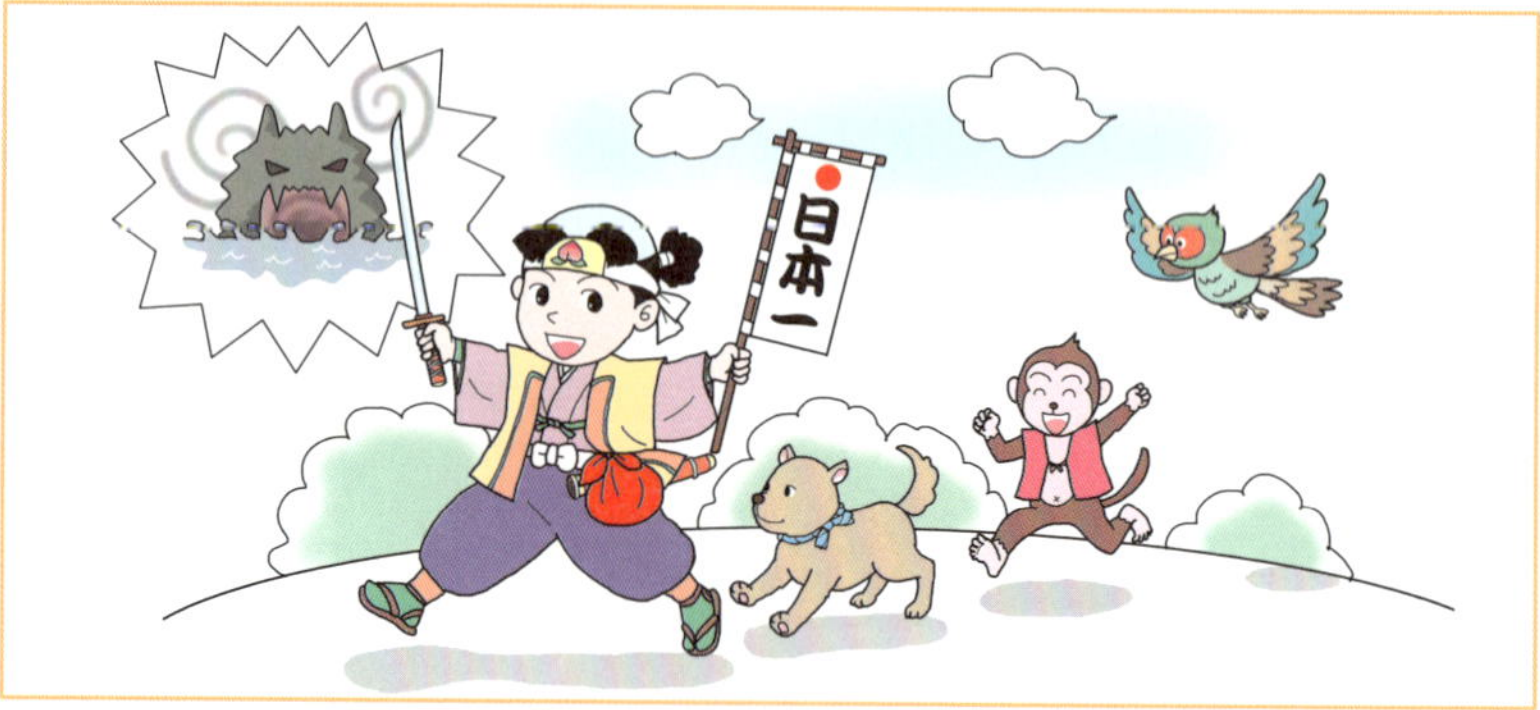

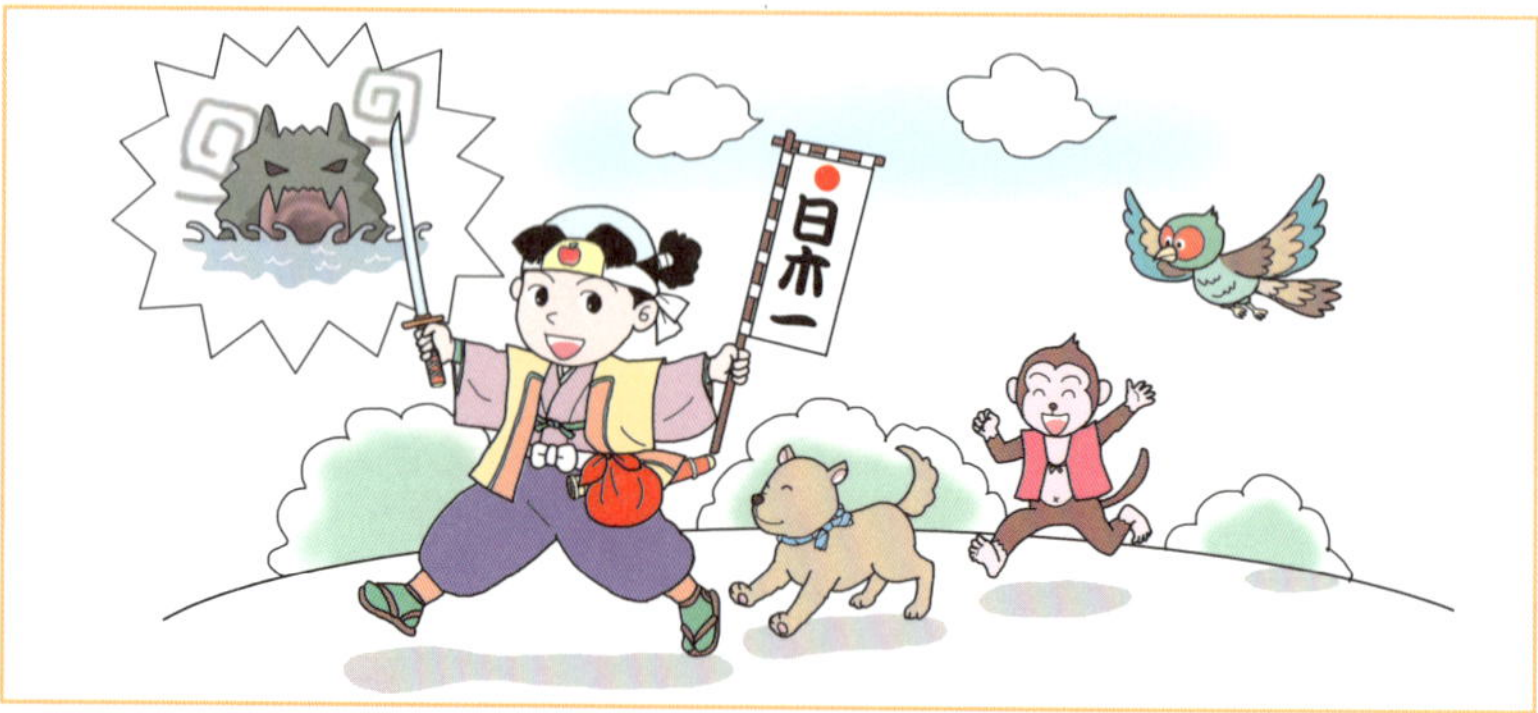

●答えは48ページ

P44 判断力テスト 3の答え

あ の数は **5** 個

●採点 不正解………0点
正解…………2点

点

判断力テスト 6

まちがい探し2（シンデレラ）

上の絵は23ページのシンデレラの絵です。
下の絵には違うところが5カ所あります。見つけてください。

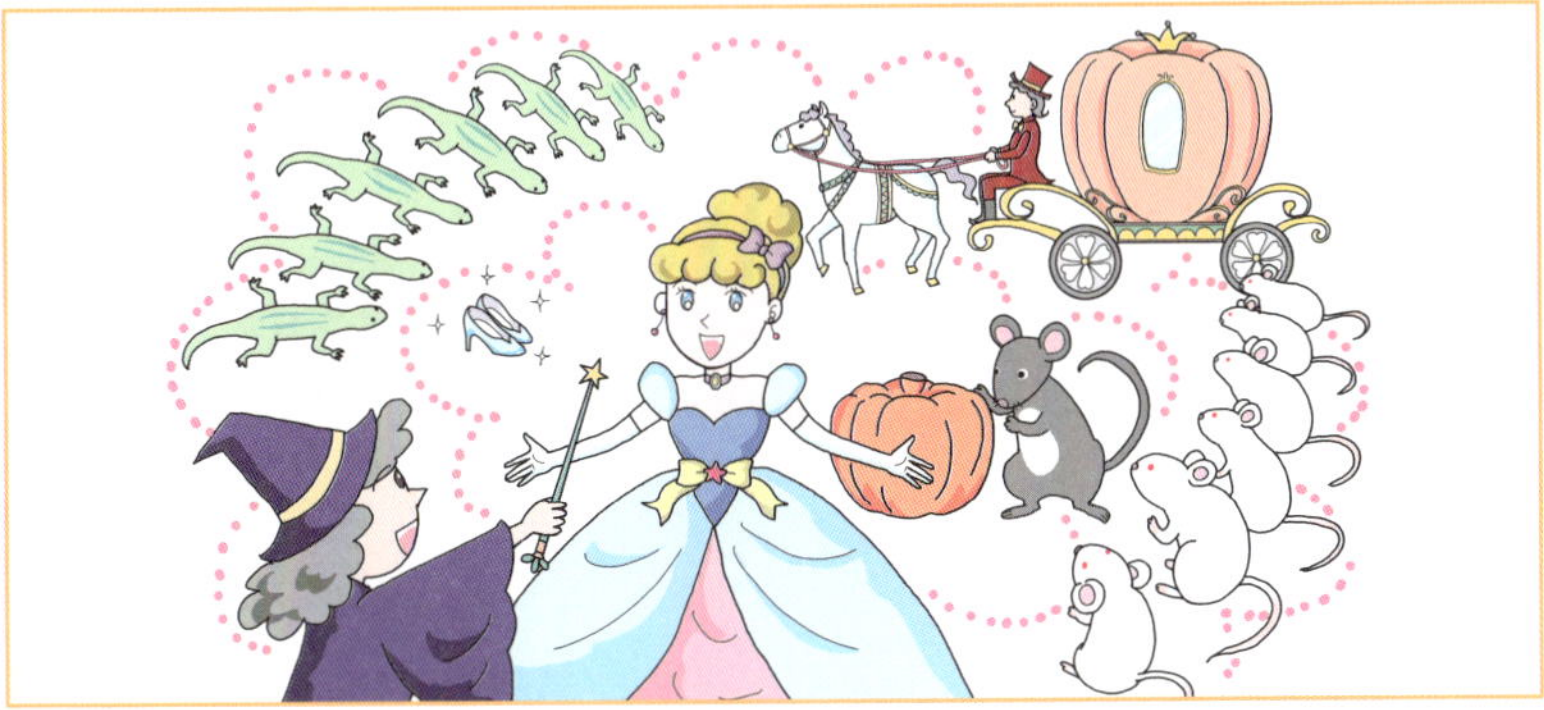

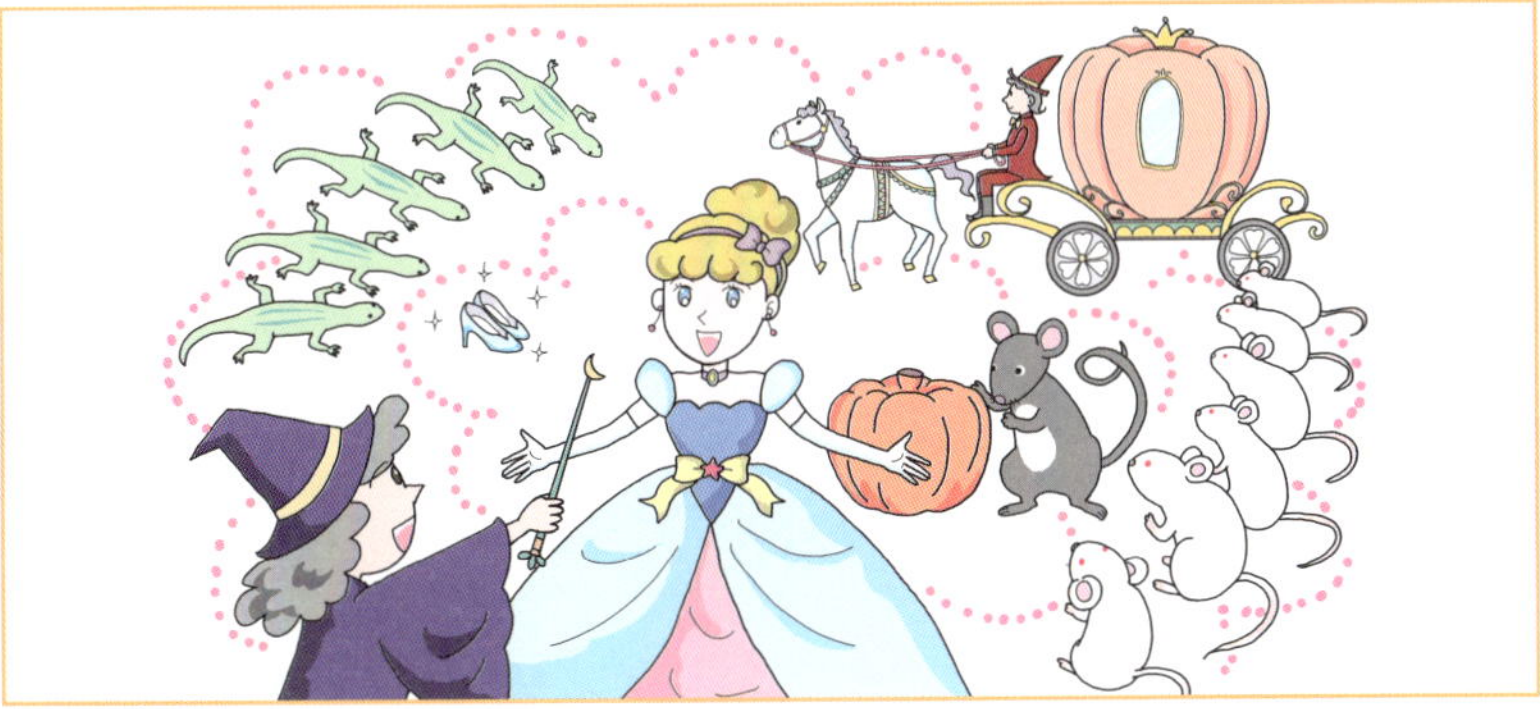

●答えは49ページ

P45 判断力テスト 4の答え

フ の数は 6 個

●採点　不正解………0点
　　　　正解…………2点

点

P46 判断力テスト 5の答え

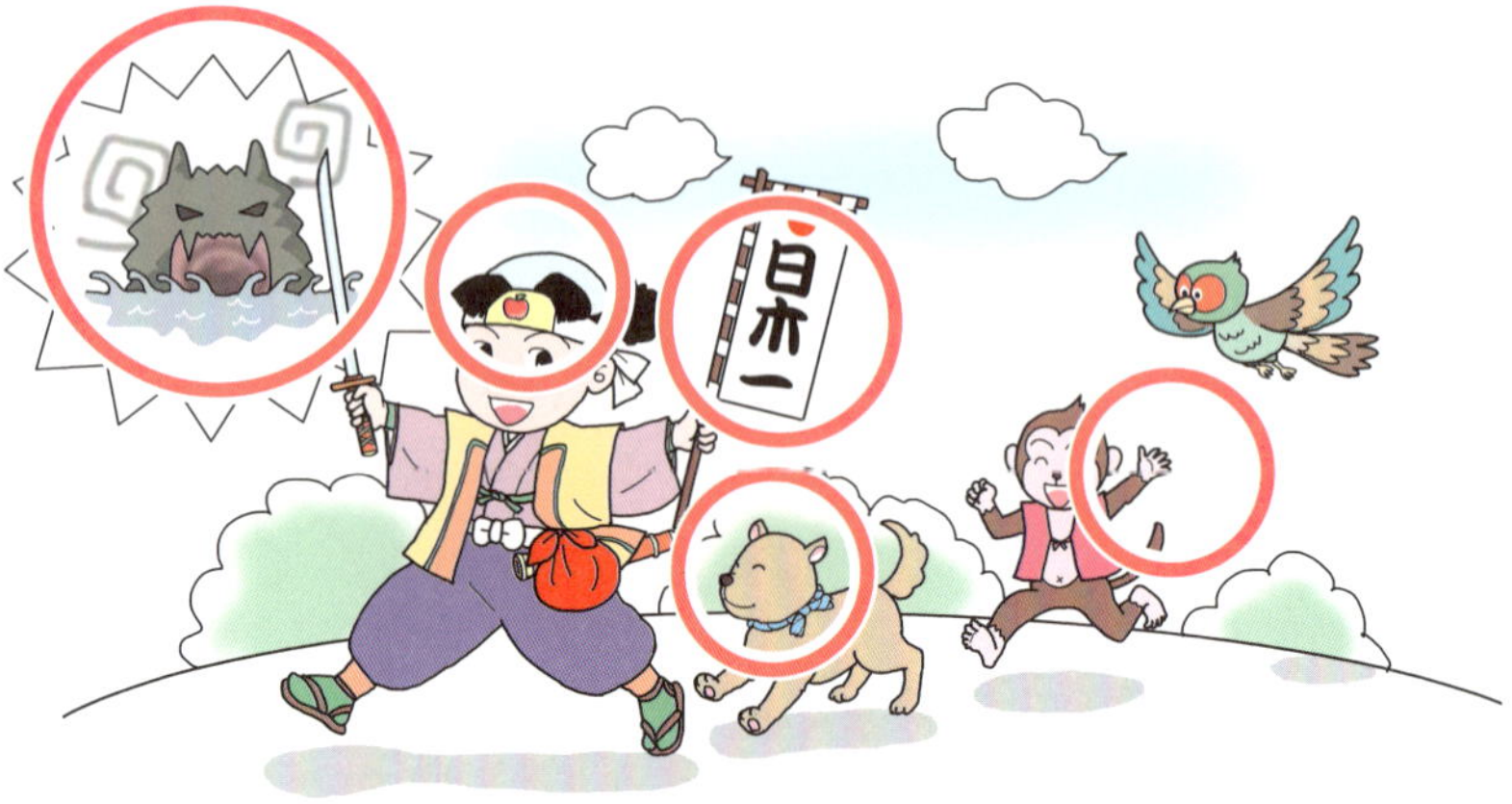

① 桃太郎のハチマキの絵

② のぼりの文字

③ 鬼ヶ島の岩の背景

④ 犬の目

⑤ サルの左手

● **採点**　正解した数がそのまま点数です。

点

P47 判断力テスト 6の答え

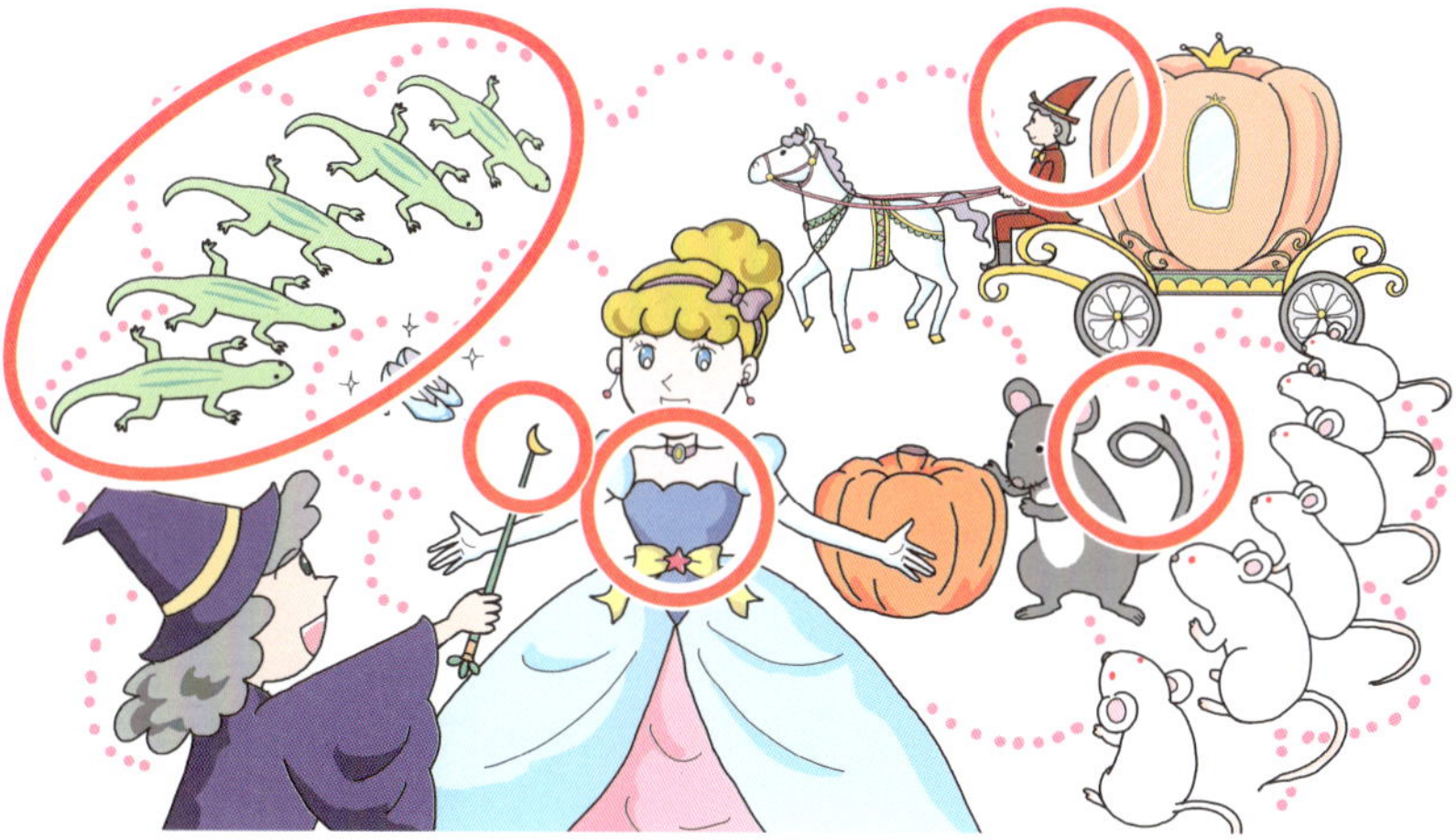

① トカゲの数

② 灰色ネズミのしっぽ

③ 魔法のつえの先

④ シンデレラのドレス

⑤ 御者の帽子

●**採点**　正解した数がそのまま点数です。　　点

ひらがな並べ替え

文字を並び替えて正しいことばを作りましょう。

①

ぴ　え　つ　ん

②

つ　み　や　お　す

③

ん　せ　し　か　ん　ん

④

ぼ　と　ご　ま　ぴ　ら　う

●答えは52ページ

遂行力テスト 2

カタカナ並べ替え

つぎはカタカナです。文字を並び替えて正しいことばを作りましょう。

①

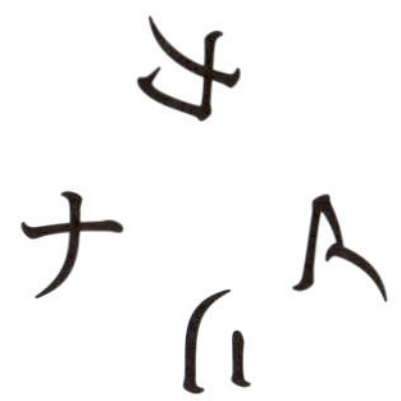

②

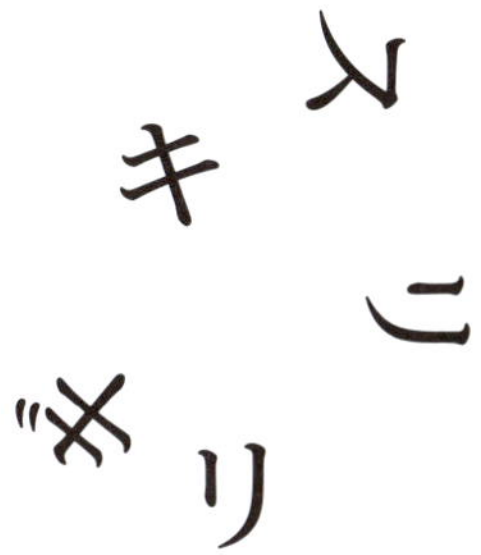

③

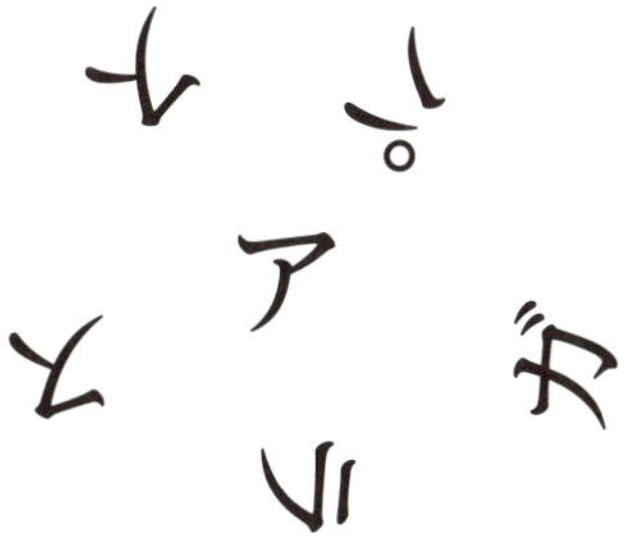

④

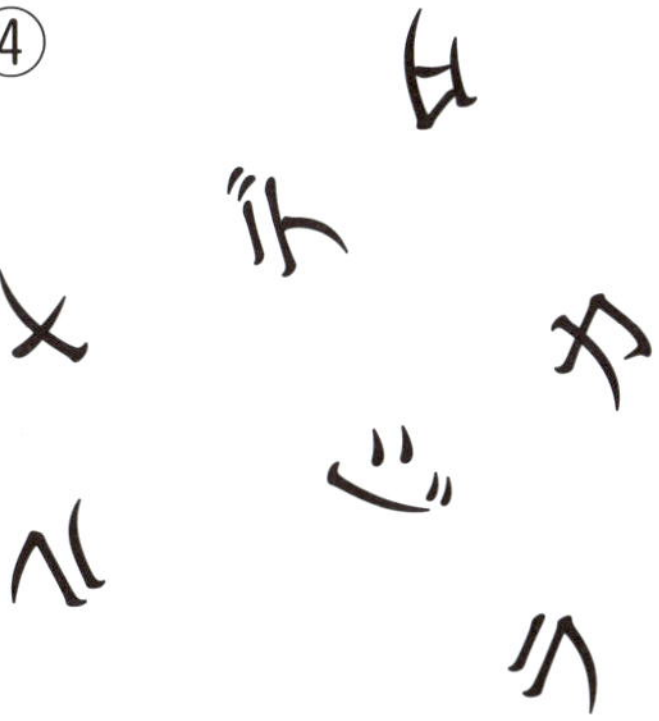

●答えは53ページ

遂行力テスト 3

漢字をつくろう

バラバラににした文字を組み合わせて漢字を作りましょう。

【例】ヌ　力　女 → 努

① 可　欠　可 →

② ム　二　雨 →

③ ム　虫　弓 →

④ 木　目　竹 →

⑤ 見　木　立 →

⑥ 日　心　立 →

⑦ 十　千　口　立 →

⑧ ム　糸　八　心 →

●答えは53ページ

P50 遂行力テスト 1の答え

① えんぴつ　② なつやすみ　③ しんかんせん
④ きんぴらごぼう

●**採点**　正解した数がそのまま点数です。　　点

遂行力テスト 4

熟語をつくろう

バラバラにした文字を組み合わせて二文字の熟語を作りましょう。

【例】火　ム　口　丁　→　灯台

① 女　市　未　女　→　□□

② 立　木　斤　日　生　→　□□

③ 日　日　日　立　月　→　□□

④ 月　日　田　糸　→　□□

⑤ 頁　月　ツ　豆　凶　→　□□

⑥ 火　言　火　言　千　口　→　□□

P51 遂行力テスト 2の答え

① カナリヤ　② キリギリス　③ アスパラガス　④ デジタルカメラ

●**採点**　正解した数がそのまま点数です。　　点

P52 遂行力テスト 3の答え

① 歌　② 雲　③ 強　④ 箱　⑤ 親　⑥ 意　⑦ 辞　⑧ 総

●**採点**　0個………0点　1〜3個 …1点
4〜7個 …2点　8個………3点　　点

P53 遂行力テスト 4の答え

① 姉妹　② 新星　③ 明暗　④ 明細　⑤ 頭脳　⑥ 談話

●**採点**　0個………0点　1〜2個 …1点
3〜5個 …2点　6個………3点　　点

総合点は何点になりましたか？

認知症で最も目立つ症状は「もの忘れ」や、論理的な考えができにくくなる障害でしょう。能力としては「記憶」「言語」「計算」「判断」「遂行」の5つの能力が衰えていくといわれます。ここまで行ってきたテストの結果を記入してください。

それぞれのテストの合計は何点になりましたか？　人によっては子どものころ「算数は苦手」「国語は不得意」ということもあるでしょうから、各テストの点数は気にせず、総合点は何点になったかを記入してください。自分の「もの忘れ」は深刻なものなのか、単なる老化にすぎないのか、次のページで自己診断してみてください。

記憶力テスト1……	点
記憶力テスト2……	点
記憶力テスト3……	点

記憶力テスト合計　点

（満点22点）

言語能力テスト1…	点
言語能力テスト2…	点
言語能力テスト3…	点
言語能力テスト4…	点

言語能力テスト合計　点

（満点12点）

計算力テスト1……	点
計算力テスト2……	点
計算力テスト3……	点
計算力テスト4……	点
計算力テスト5……	点
計算力テスト6……	点
計算力テスト7……	点
計算力テスト8……	点
計算力テスト9……	点
計算力テスト10…	点

計算力テスト合計

点

(満点31点)

判断力テスト1……	点
判断力テスト2……	点
判断力テスト3……	点
判断力テスト4……	点
判断力テスト5……	点
判断力テスト6……	点

判断力テスト合計

点

(満点21点)

遂行力テスト1……	点
遂行力テスト2……	点
遂行力テスト3……	点
遂行力テスト4……	点

遂行力テスト合計

点

(満点14点)

あなたの自己診断の結果は?

前のページの5つの能力の総合計は100点になります。自分が獲得した点数で、どの程度認知症が心配されるのか、下の評価を参考に自己診断してください。また、10〜15ページで紹介した「最近のあなたはどうですか?(ABCテスト)」とあわせて、自己診断してください。

正解1〜10点

認知症の心配があります。ABCテストでも「認知症の要素が11点以上あった人」はとくに認知症あるいは軽度認知障害の可能性が高いです。専門医に相談し、認知症予防を始めてください。運転免許証の返納を検討しましょう。

正解11〜30点

軽度認知症や軽度認知障害の前段階の可能性があります。ABCテストで5〜10点だった人がほぼ該当します。家族と相談し、専門医を受診する選択も考えましょう。運転免許証の返納についても家族と相談しましょう。

正解31〜60点

加齢による知力の低下が見られる人です。「ときどき自分は認知症ではないか?」と不安に感じる人も多いでしょう。軽度認知障害の前段階というケースもあります。運転に不安を感じたら免許証の返納も考えましょう。

正解61〜80点

加齢による知力の低下傾向が見られます。若いころに比べて知的能力に不安を感じることもあるでしょう。第4章の「認知症を予防する22のTry」を参考に、脳の機能が低下しないような生活を心がけましょう。

正解81点以上

正常です。まだ頭はクリアですね。高齢の方であれば、多少身体の機能の低下があっても、まだまだ脳は元気です。脳の機能を衰えさせないように、第4章の「認知症を予防する22のTry」で活力のある生活を心がけてください。

注意　ここでの診断結果は、医療機関で専門医が行った「認知症診断結果」ではありません。専門医やかかりつけ医を受診したり、運転免許証の返納する際のめやすとご理解ください。

第2章

安全運転を続けるために必要な「認知機能検査」とは?

●認知機能検査

70歳以上・75歳以上の人が運転免許を更新するときは

70歳以上の人が運転免許を更新するときは、更新申請前に「高齢者講習」を受講しなければいけません。受講者には更新期間満了日の約１９０日前に「講習のお知らせ」のはがきが届くので、希望する教習所等に電話して直接予約します。教習所が込み合っている場合、すぐに予約が取れず更新満了日ぎりぎりになってしまう恐れがあるので、はがきが届いたら早めに予約して受講することをおすすめします。高齢者講習会では運転適性検査や実車指導はありますが、免許の取り消しなどはありません。

75歳以上の人は、高齢者講習に加え「認知機能検査」、一定の交通違反をした人はさらに「運転技能検査」を受検します。どちらも更新期間満了日の約１９０日前にお知らせが届くので、更新期間満了日までに受検し合格しないと免許の更新はできません。

70歳以上の人が運転免許更新に必要な講習・検査

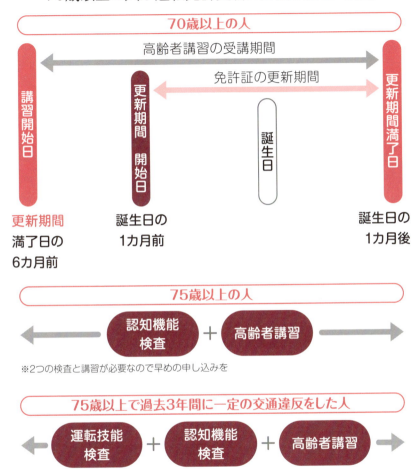

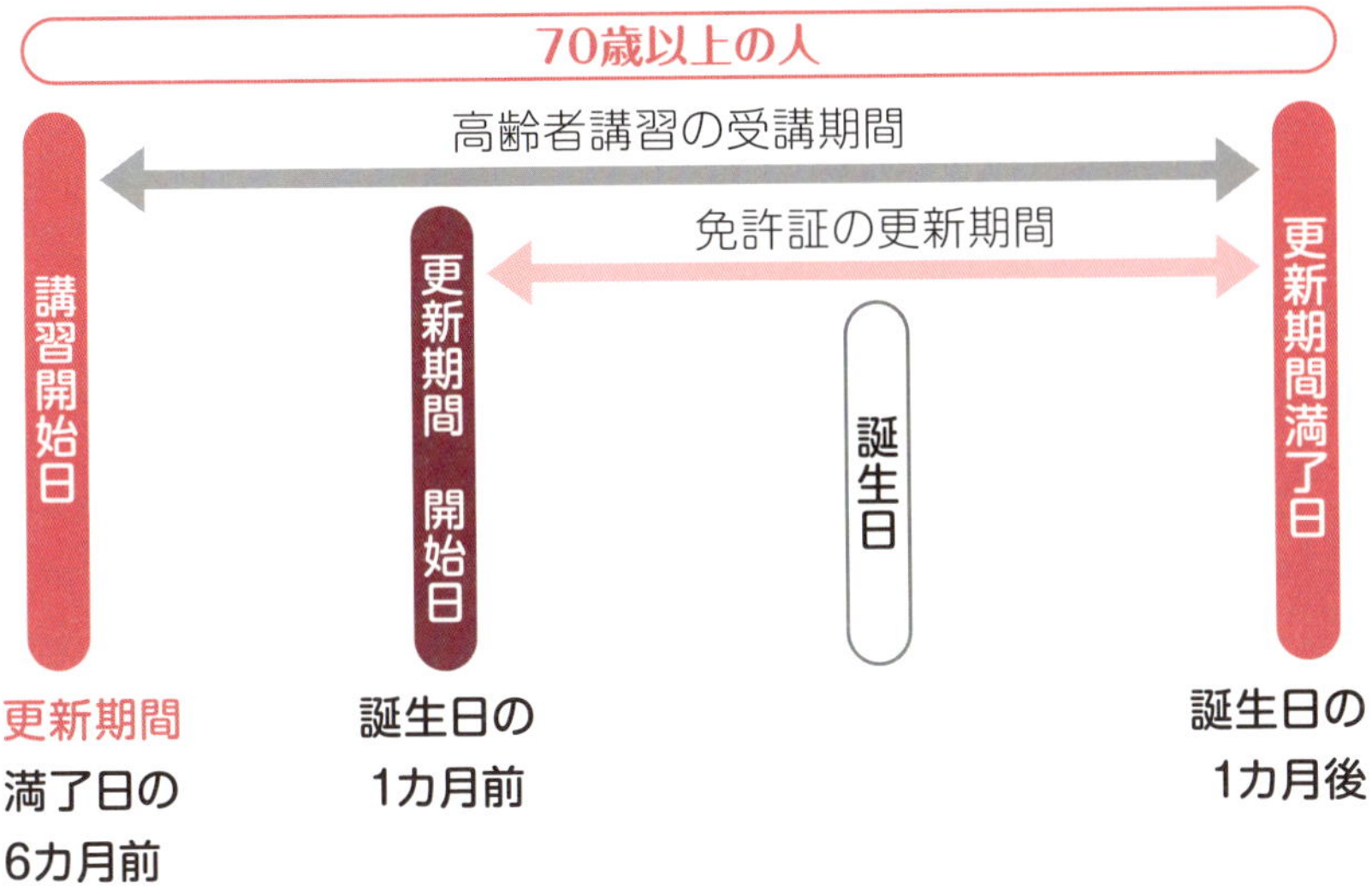

※2つの検査と講習が必要なので早めの申し込みを

※3つの検査と講習が必要なので早めの申し込みを

高齢者講習の内容（普通自動車対応免許所持者）

講習時間	講習の内容	講習手数料
2時間	座学・運転適性検査（60分） 実車指導（60分）	6,450円

●認知機能検査

75歳以上の人が運転免許更新に必要な「認知機能検査」とは？

運転免許証の更新期間が満了する日の年齢が75歳以上のドライバーは、高齢者講習だけでなく、「認知機能検査」を受検しなければいけません。認知機能検査は、記憶力を検査する「手がかり再生」問題と、時間の感覚を検査する「時間の見当識」問題が出題され、およそ30分で終了します。この検査は、認知症のおそれの有無を簡易な手法で確認するもので、医学的な診断を行うものではないので、「認知症のおそれがある」と判定されても、認知症であるかどうかについては、医師を受診しましょう。

また、2022年5月より施行されている改正道路交通法によって、75歳以上で過去3年間に信号無視など11類型（18種類）の違反があった場合は、運転免許更新時に「運転技能検査」の受検が義務づけられています。

高齢者が運転免許を更新するときは

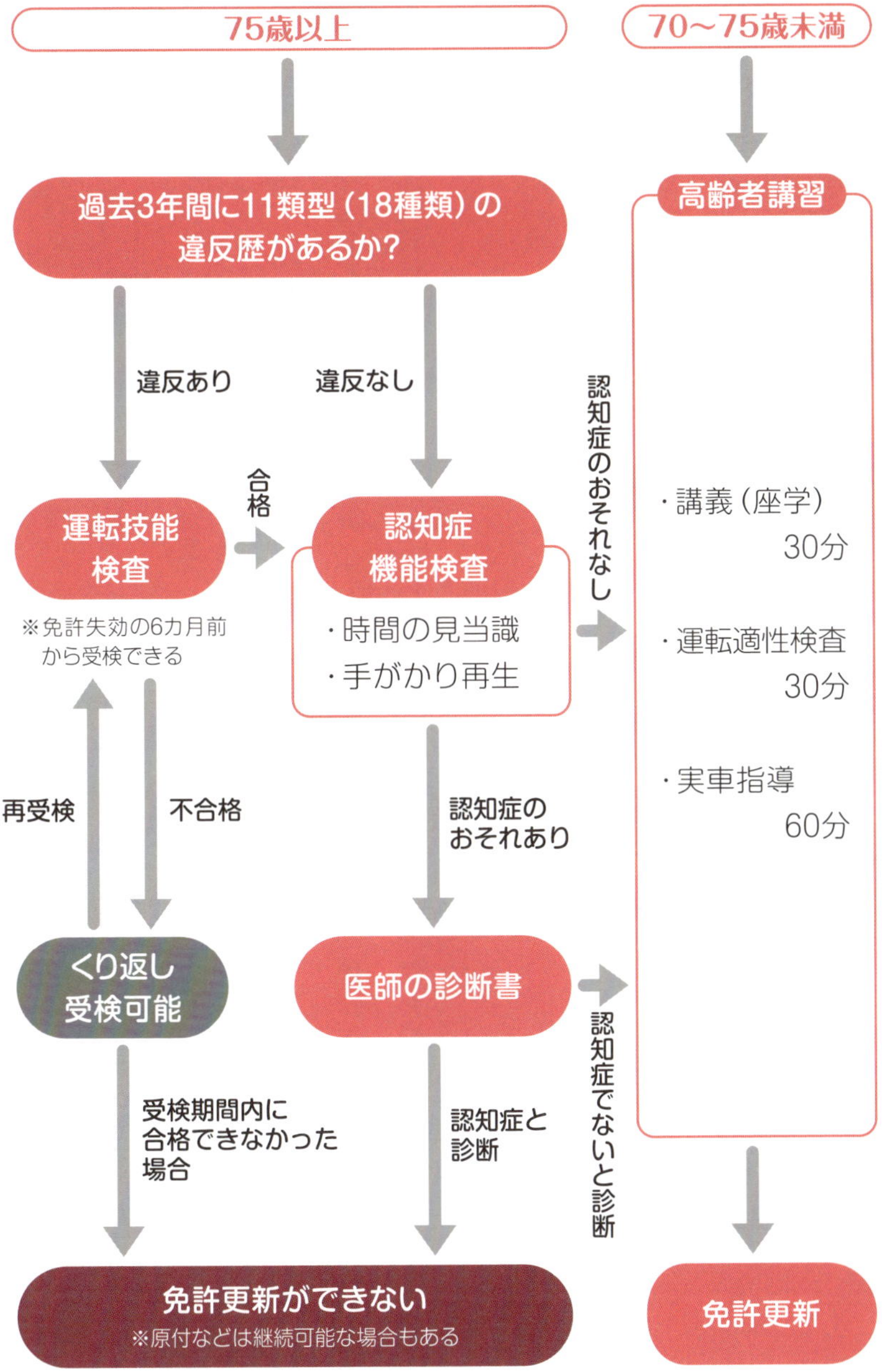

新設された「運転技能検査」とは？

２０２２年の改正道路交通法により、高齢者の運転免許証の更新等の手続きにおいて、新たに「運転技能検査」が導入さています。75歳以上で、一定の違反歴がある人は、運転技能検査に合格しなければ、運転免許証の更新を受けることができなくなりました。

運転免許証の有効期間が満了する日の直前の誕生日の１６０日前の日の前3年間に、大型自動車、中型自動車、準中型自動車または普通自動車の運転に関して、左ページにある違反行為を行った人が対象になります。

運転技能検査のはがきが届いたら、「高齢者講習」「認知機能検査」同様に指定の教習所等に予約を入れて受検します。コース内で車を運転し、交差点の右左折などの課題をクリアする検査で、期間内であれば何回でも受検できますが、そのつど受検費用がかかります。

対象となる違反行為

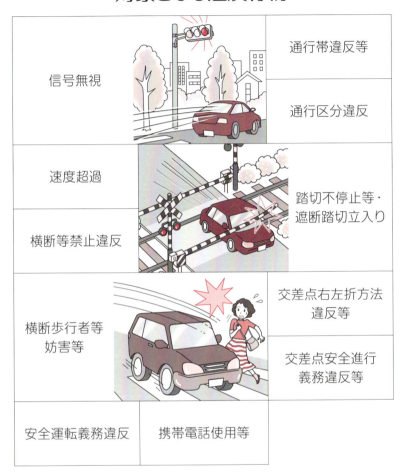

信号無視		通行帯違反等
		通行区分違反
速度超過	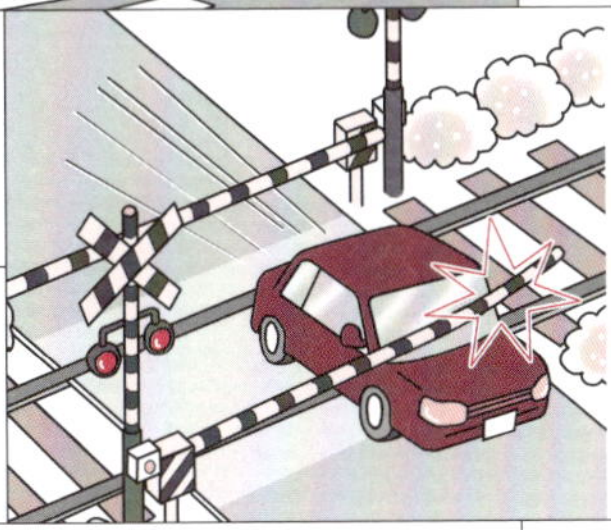	踏切不停止等・遮断踏切立入り
横断等禁止違反		
横断歩行者等妨害等		交差点右左折方法違反等
		交差点安全進行義務違反等
安全運転義務違反	携帯電話使用等	

検査内容・採点基準及び合否基準

実際にコース等で普通自動車を運転して一時停止等の課題を行います。採点は、運転行為の危険性に応じて100点満点からの減点方式で行います。第一種免許は70点以上、第二種免許は80点以上が合格です。

認知機能検査はどのように行われるか？

認知機能検査は案内のはがきが届いたら、検査が行われる教習所などに予約を入れて受検します。検査は簡易的なものなので説明と回答をあわせて30分ほどで終わります。

問題は絵を覚えて、何が書かれているかヒントなしとヒントありで思い出す「手がかり再生」と、現在は何年の何月、何日かなどを回答する「時間の見当識」の2種類です。

手がかり再生のイラストを覚えたあと、たくさんの数字を消していく「介入問題」が行われますが、この問題は点数には関係ありません。

この認知機能検査は免許証の更新期間が満了する6カ月以内に、①臨時適性検査を受けた人や診断書提出命令を受けて診断書を公安委員会に提出した人、②認知症に該当しないと医師の診断書等を公安委員会に提出した人は、受検が免除されます。

認知機能検査の当日の流れ

1　検査をはじめる前の説明

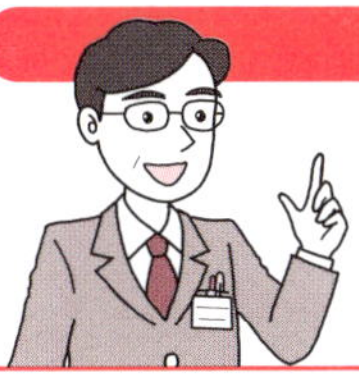

時計やスマホなど時間のわかるものは、かばんの中にしまうようにとなどの注意があります。

2　検査についての内容説明

検査の説明のあと、用紙に名前と生年月日を記入します。

3　手がかり再生（絵の記憶）　概ね5分

4枚の絵が描かれた紙を順番に4回めくります。

4　介入問題　概ね2分

合計点数とは関係ない数字を消す問題を行います。

5　手がかり再生の回答　概ね7分

まずヒントなしで覚えた絵を自由に回答します。続いてヒントが書かれた用紙に回答します。

6　時間の見当識　制限時間2分

現在の「年」「月」「日」「曜日」「時間」の5つの質問の欄に答えを記入します。

7　検査終了

スタートして約30分で終了です。

自分について記入しましょう

認知《にんち》機能《きのう》検査《けんさ》検査《けんさ》用紙《ようし》

名前《なまえ》	
生年月日《せいねんがっぴ》	明治《めいじ》 大正《たいしょう》　年《ねん》　月《がつ》　日《にち》 昭和《しょうわ》
性別《せいべつ》	1　男性《だんせい》 2　女性《じょせい》
普段《ふだん》の車《くるま》の運転状況《うんてんじょうきょう》	1　週《しゅう》に1回《かい》以上《いじょう》運転《うんてん》 2　月《つき》に2回程度《かいていど》運転《うんてん》 3　月《つき》に1回程度《かいていど》運転《うんてん》 4　2、3か月《げつ》に1回程度《かいていど》運転《うんてん》 5　ほとんど運転《うんてん》しない

●認知機能検査

絵を見て答えましょう（手がかり再生）

最初の問題は、絵を見て記憶し、のちにどんな絵が描かれていたか回答するテストです。1枚に4点の絵が描かれた紙を検査員がめくり1分間見て覚えます。順次紙がめくられ、4枚の紙に描かれた16点の絵を記憶していきます。概ね5分で覚えたら、2分程度、試験結果とは関係ない介入問題をはさみ、3分程度使って回答用紙に自由に記入します。さらに、思い出せなかった絵は3分程度を使ってヒントが書かれた回答用紙に記入します。

手がかり再生問題の絵のパターンはA・B・C・Dの4つで、それぞれ16点の絵が描かれています。16点の絵は「1　戦いに使うもの」「2　学期の1種」「3　体の一部」などカテゴリー分けされています。検査によって、使用するパターンは違うので、念のため、次ページから紹介するA・B・C・Dの4つのパターンに目を通しておくと安心です。

手がかり再生問題

Aパターン

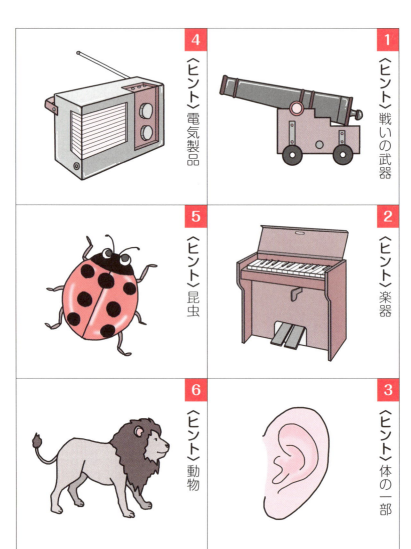

1

〈ヒント〉戦いの武器

2

〈ヒント〉楽器

3

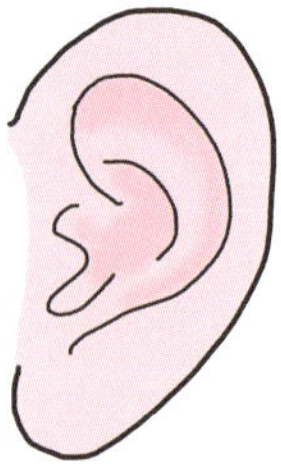

〈ヒント〉体の一部

4

〈ヒント〉電気製品

5

〈ヒント〉昆虫

6

〈ヒント〉動物

7

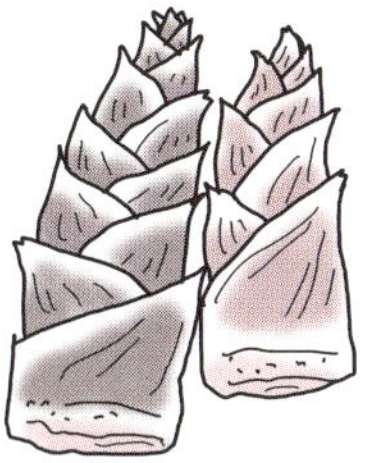

〈ヒント〉
野菜

8

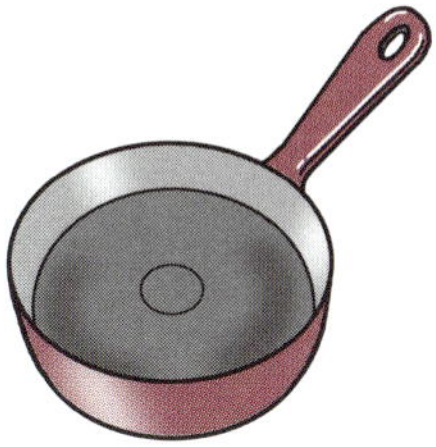

〈ヒント〉
台所用品

9

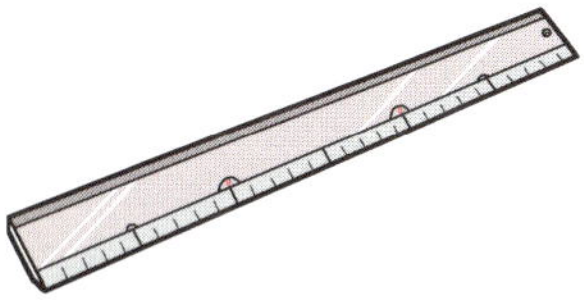

〈ヒント〉
文房具

10

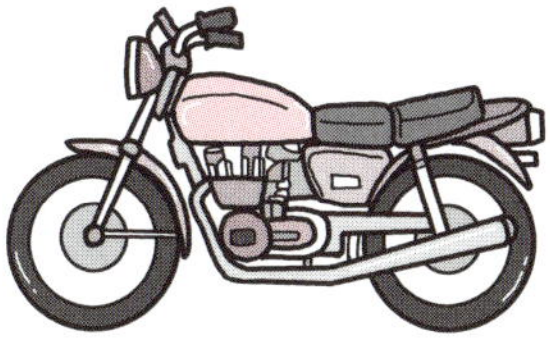

〈ヒント〉
乗り物

11

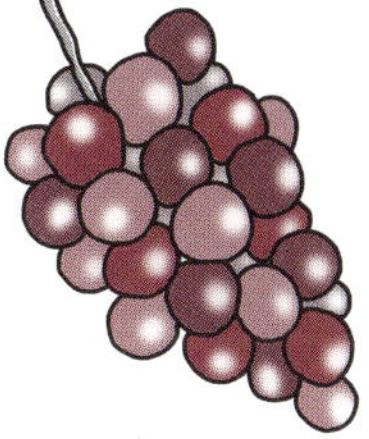

〈ヒント〉
果物

12

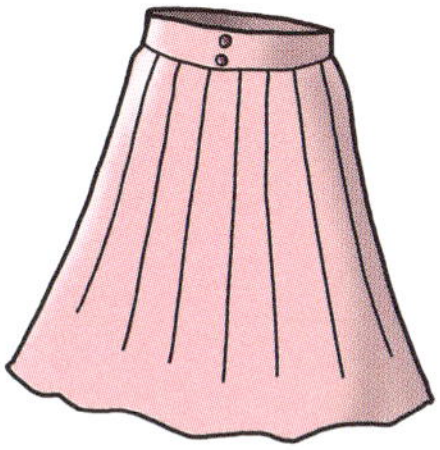

〈ヒント〉
衣類

13

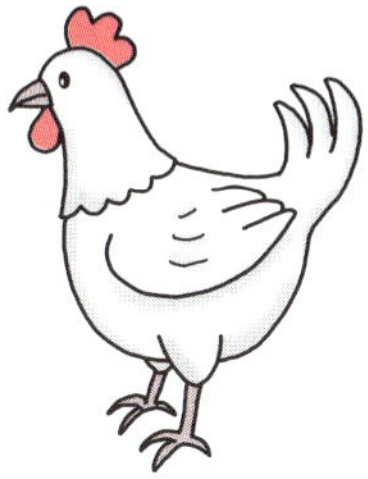

〈ヒント〉
鳥

14

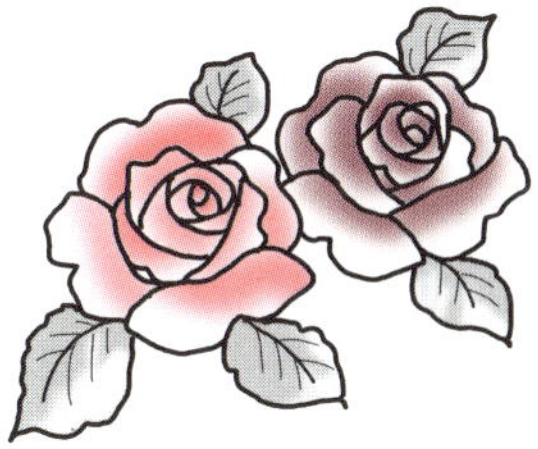

〈ヒント〉
花

15

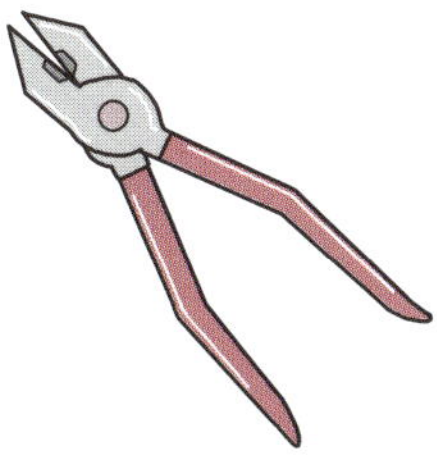

〈ヒント〉
大工道具

16

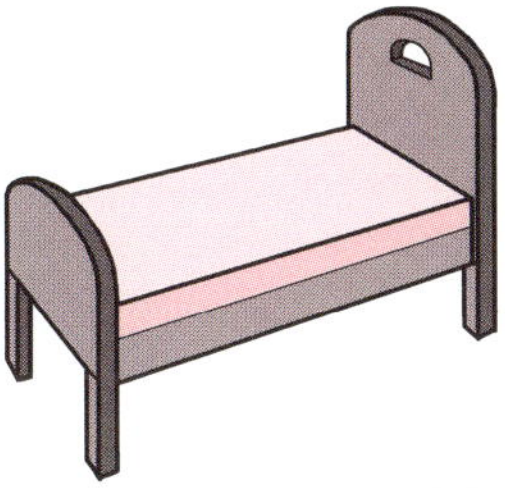

〈ヒント〉
家具

数字を消していきましょう

手がかり介入問題

表《ひょう》のなかの数字《すうじ》を斜線《しゃせん》で消《け》していく問題《もんだい》です。出題者《しゅつだいしゃ》（家族《かぞく》など）が任意《にんい》な数字《すうじ》をあげて、本人《ほんにん》に斜線《しゃせん》を引《ひ》いてもらいます。

●例題

例《たと》えば、「1と4」に斜線《しゃせん》を引《ひ》いてくださいと言《い》ったときは、

→

~~4~~	3	~~1~~	~~4~~	6	2	~~4~~	7	3	9
8	6	3	~~1~~	8	9	5	6	~~4~~	3

と例示《れいじ》のように順番《じゅんばん》に、見《み》つけただけ斜線《しゃせん》を引《ひ》いてください。

質問1　「3と7」に斜線を引いてください。

3	8	4	5	1	4	7	2	9
6	1	2	8	4	9	3	5	2
8	3	9	2	6	1	5	7	4
2	5	3	4	3	7	9	6	7
5	8	6	7	6	3	7	8	2

質問2　「2と5」に斜線を引いてください。

9	3	2	7	5	4	2	4	1	3
3	4	5	2	1	2	7	2	4	6
6	5	2	7	9	6	1	3	4	2
4	6	1	4	3	8	2	6	9	3
2	5	4	5	1	3	7	9	6	8
2	6	5	9	6	8	4	7	1	3
4	1	8	2	4	6	7	1	3	9
9	4	1	6	2	3	2	7	9	5
1	3	7	8	5	6	2	9	8	4
2	5	6	9	1	3	7	4	5	8

「介入問題」は検査の対象にはなりません。誤って消した数字や、消しもれがどの程度あったか認知機能のチェックに役立てましょう。

●認知機能検査

描かれたものを全部書いて

（自由回答）

（概ね3分）

1

2

3

4

5

6

7

8

9

10

11

12

13

14

15

16

ヒントを見て思い出して（手がかり回答）

（概ね3分）

今度《こんど》は回答用紙《かいとうようし》の左側《ひだりがわ》に、ヒントが書《か》いてあります。それを手《て》がかりに、もう一度《いちど》、何《なに》が描《えが》かれていたのかを思《おも》い出《だ》して、できるだけ全部《ぜんぶ》書《か》いてくだい。

1 戦《たたか》いの武器《ぶき》 ＿＿＿＿＿＿＿＿

2 楽器《がっき》 ＿＿＿＿＿＿＿＿

3 体《からだ》の一部《いちぶ》 ＿＿＿＿＿＿＿＿

4 電気製品《でんきせいひん》 ＿＿＿＿＿＿＿＿

5 昆虫《こんちゅう》 ＿＿＿＿＿＿＿＿

6 動物《どうぶつ》 ＿＿＿＿＿＿＿＿

7 野菜《やさい》 ＿＿＿＿＿＿＿＿

8 台所用品《だいどころようひん》 ＿＿＿＿＿＿＿＿

9 文房具《ぶんぼうぐ》 ＿＿＿＿＿＿＿＿

10 乗《の》り物《もの》 ＿＿＿＿＿＿＿＿

11 果物《くだもの》 ＿＿＿＿＿＿＿＿

12 衣類《いるい》 ＿＿＿＿＿＿＿＿

13 鳥《とり》 ＿＿＿＿＿＿＿＿

14 花《はな》 ＿＿＿＿＿＿＿＿

15 大工道具《だいくどうぐ》 ＿＿＿＿＿＿＿＿

16 家具《かぐ》 ＿＿＿＿＿＿＿＿

手がかり再生問題

Bパターン

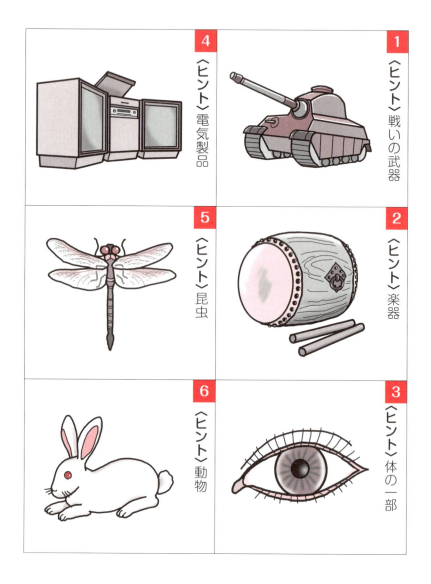

1

〈ヒント〉戦いの武器

2

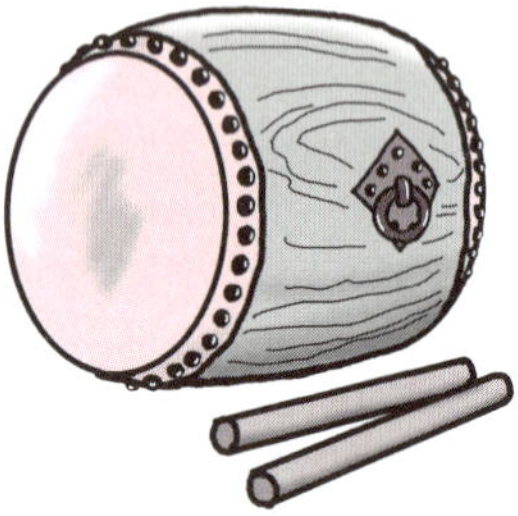

〈ヒント〉楽器

3

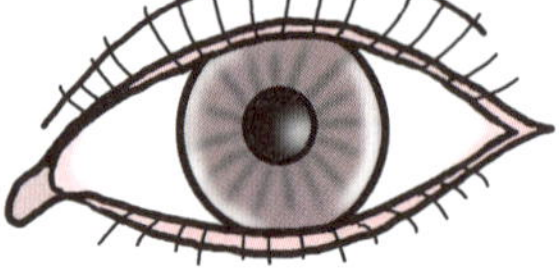

〈ヒント〉体の一部

4

〈ヒント〉電気製品

5

〈ヒント〉昆虫

6

〈ヒント〉動物

7

〈ヒント〉野菜

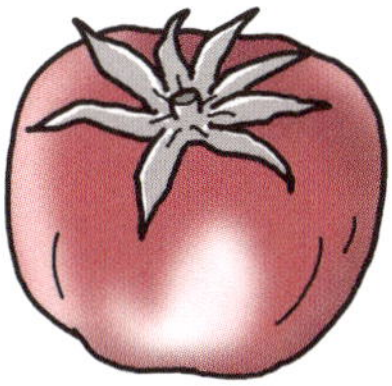

8

〈ヒント〉台所用品

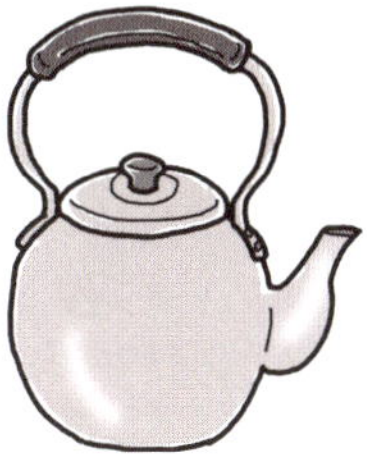

9

〈ヒント〉文房具

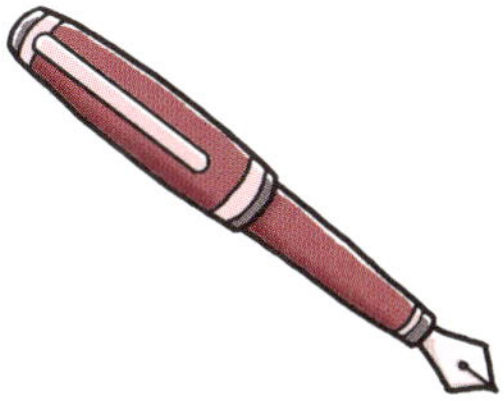

10

〈ヒント〉乗り物

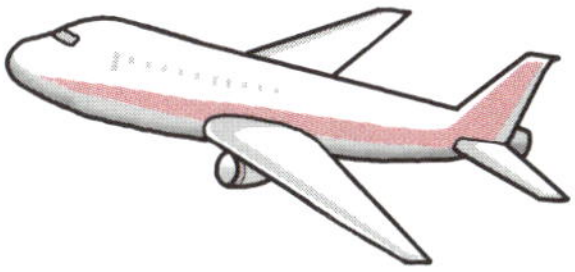

11

〈ヒント〉果物

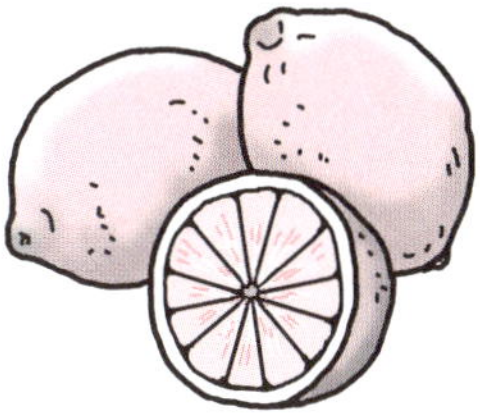

12

〈ヒント〉衣類

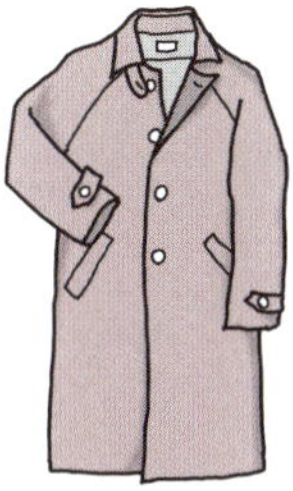

13

〈ヒント〉鳥

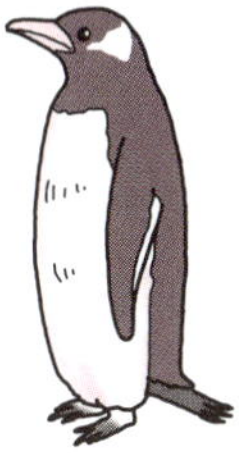

14

〈ヒント〉花

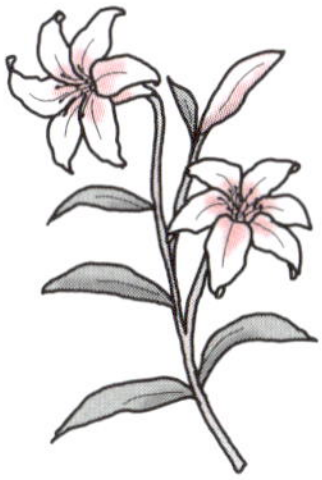

15

〈ヒント〉大工道具

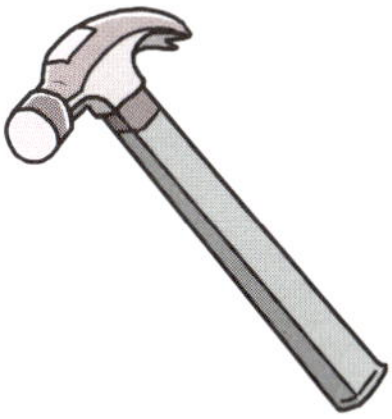

16

〈ヒント〉家具

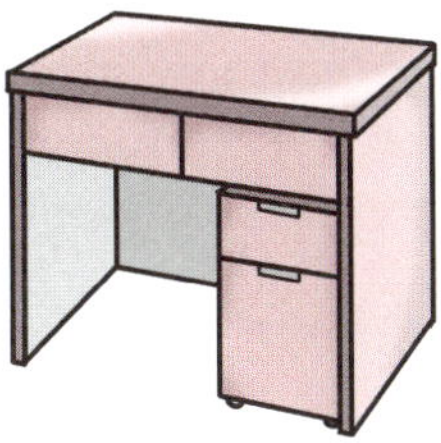

手がかり再生問題

Cパターン

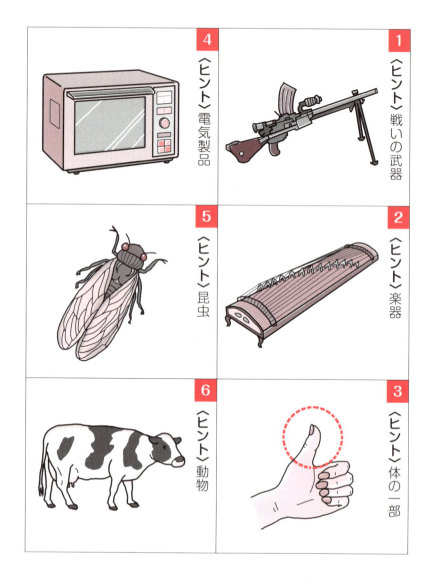

1

〈ヒント〉戦いの武器

2

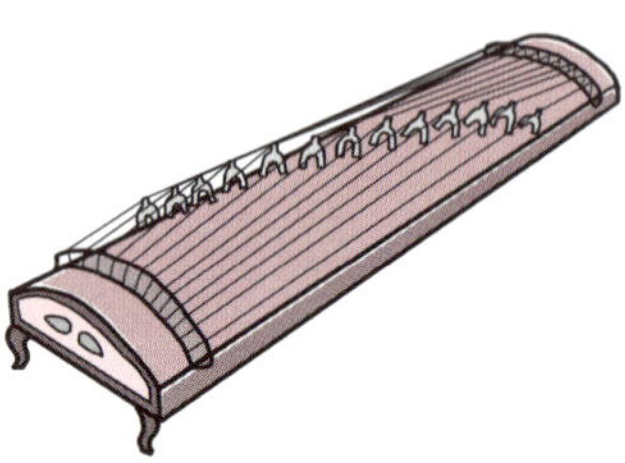

〈ヒント〉楽器

3

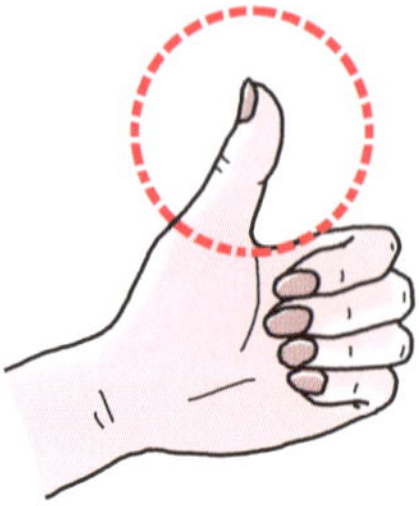

〈ヒント〉体の一部

4

〈ヒント〉電気製品

5

〈ヒント〉昆虫

6

〈ヒント〉動物

7

〈ヒント〉

野菜

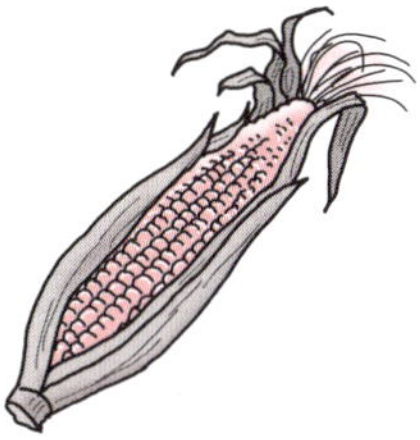

8

〈ヒント〉

台所用品

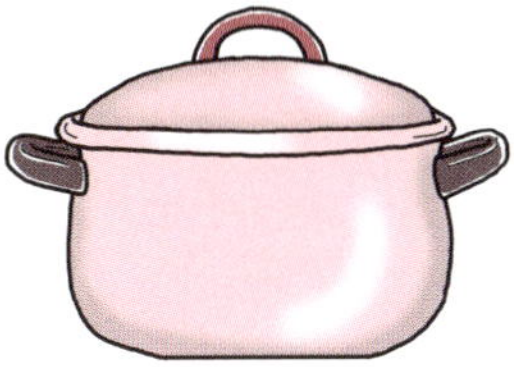

9

〈ヒント〉

文房具

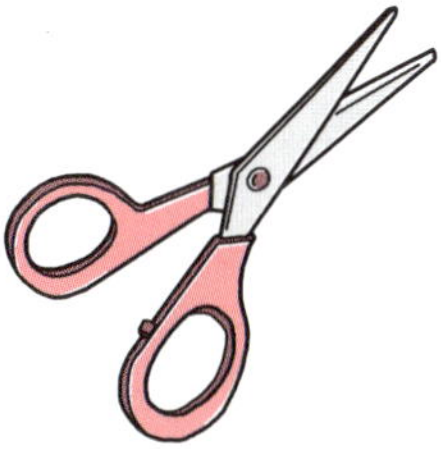

10

〈ヒント〉

乗り物

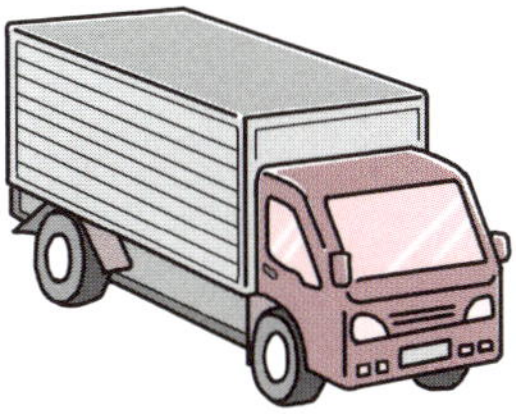

11

〈ヒント〉

果物

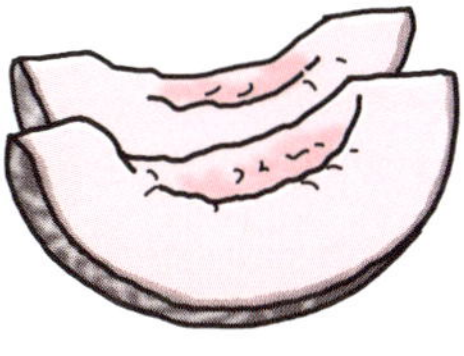

12

〈ヒント〉

衣類

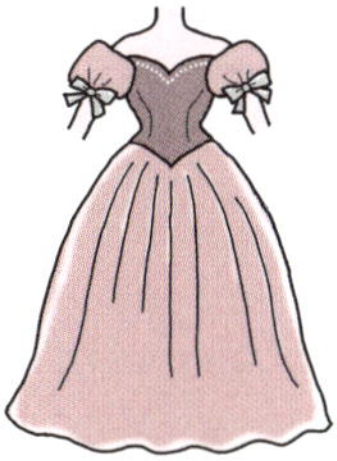

13

〈ヒント〉

鳥

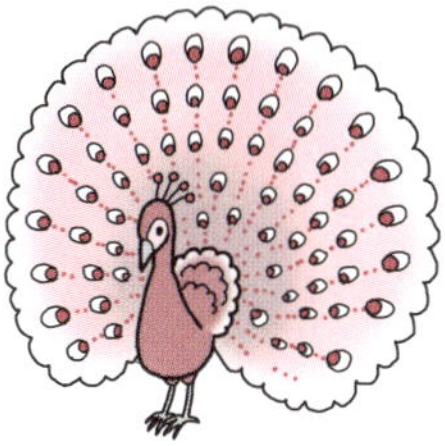

14

〈ヒント〉

花

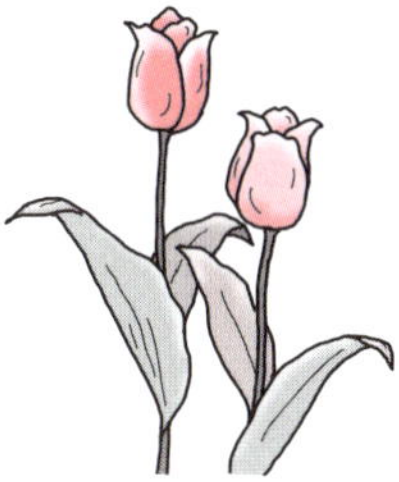

15

〈ヒント〉

大工道具

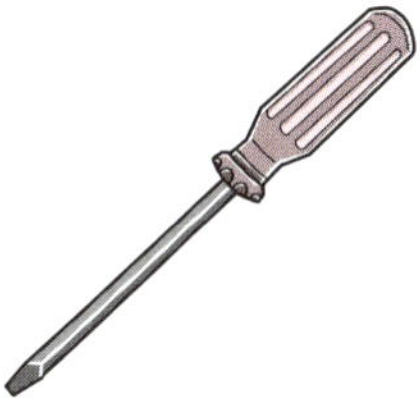

16

〈ヒント〉

家具

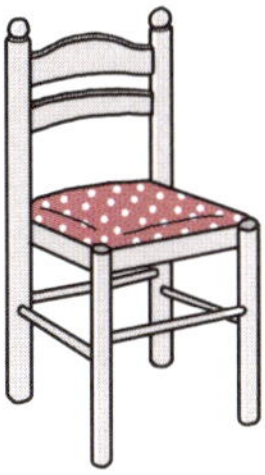

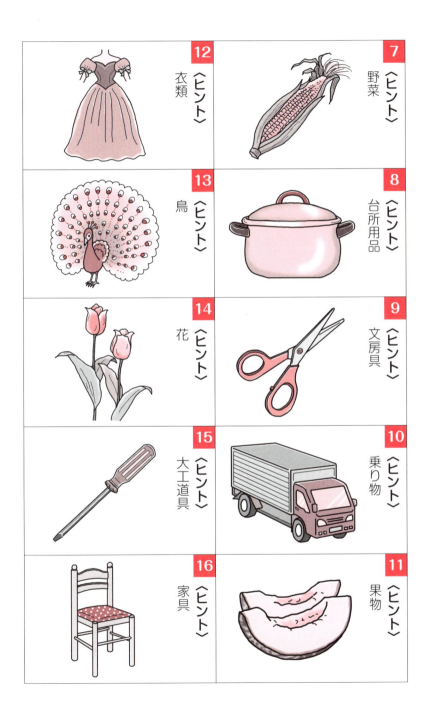

手がかり再生問題

Dパターン

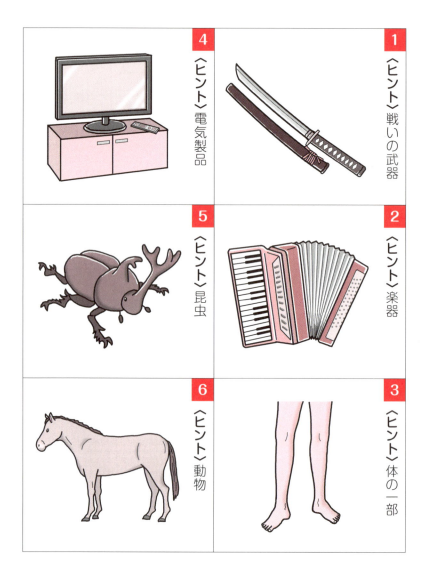

1

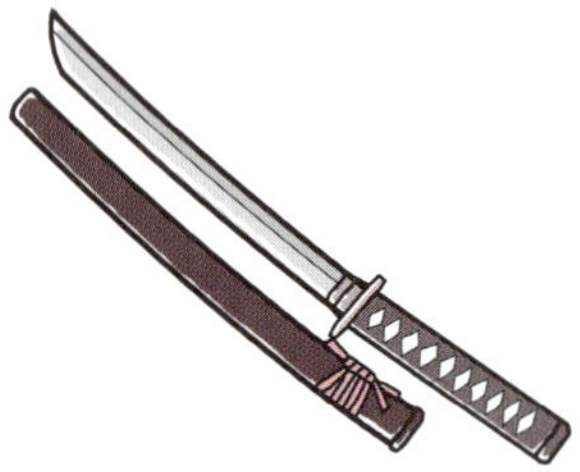

〈ヒント〉戦いの武器

2

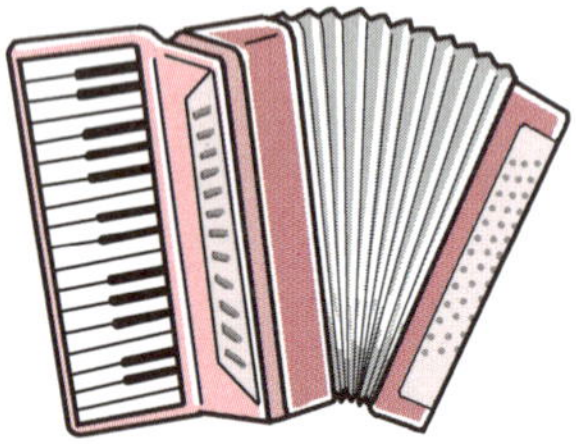

〈ヒント〉楽器

3

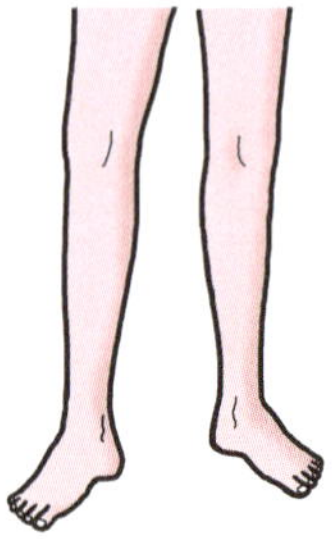

〈ヒント〉体の一部

4

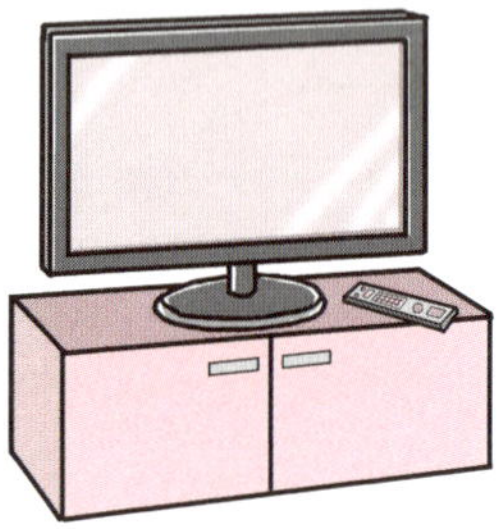

〈ヒント〉電気製品

5

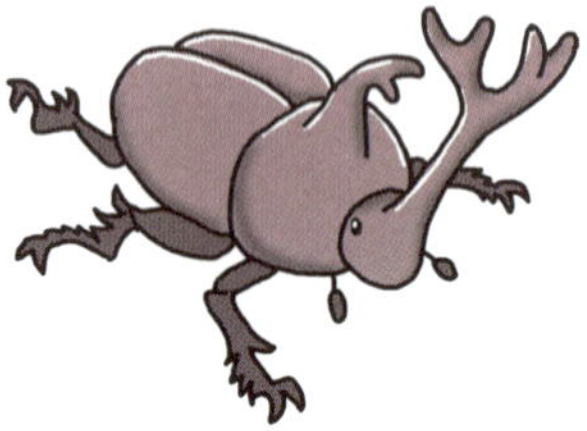

〈ヒント〉昆虫

6

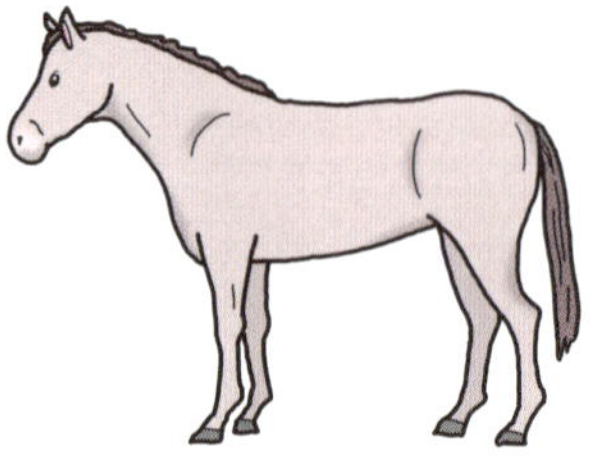

〈ヒント〉動物

7

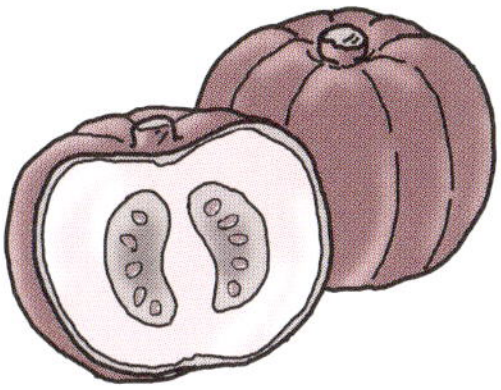

〈ヒント〉野菜

8

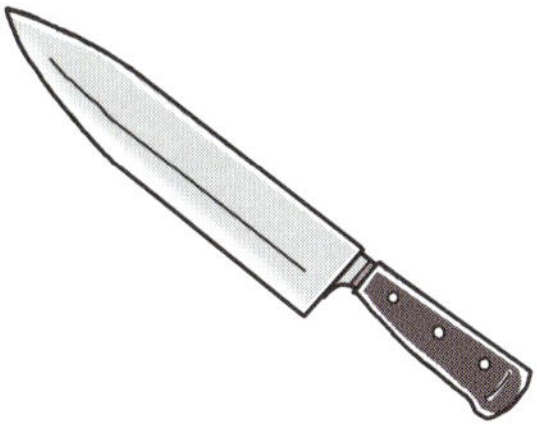

〈ヒント〉台所用品

9

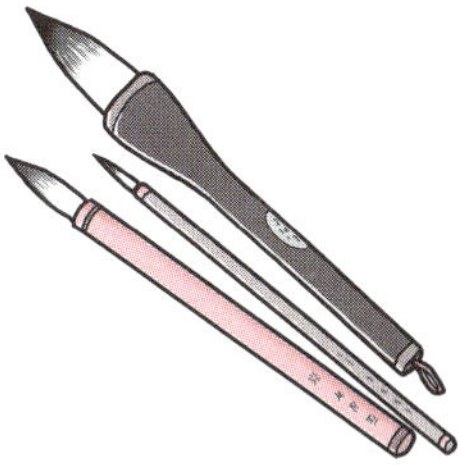

〈ヒント〉文房具

10

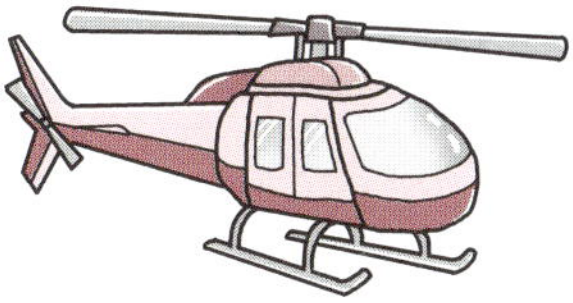

〈ヒント〉乗り物

11

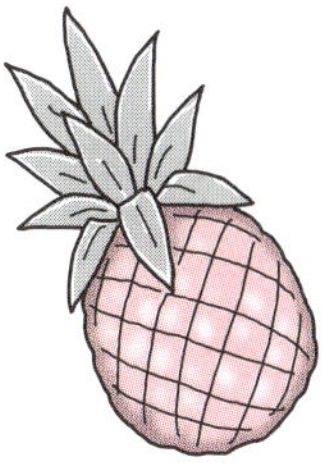

〈ヒント〉果物

12

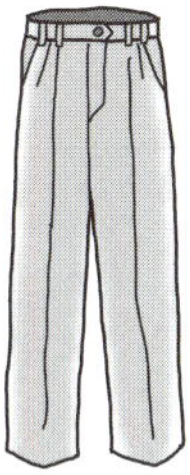

〈ヒント〉衣類

13

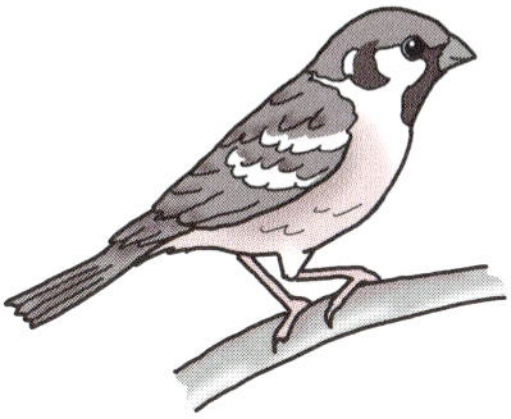

〈ヒント〉鳥

14

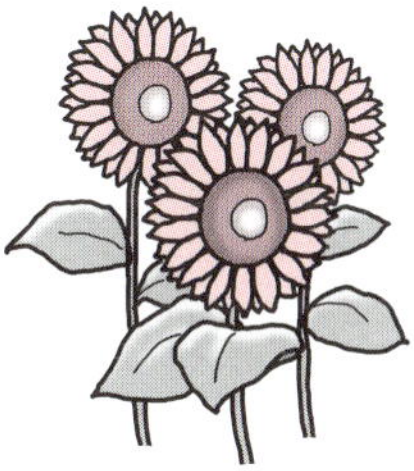

〈ヒント〉花

15

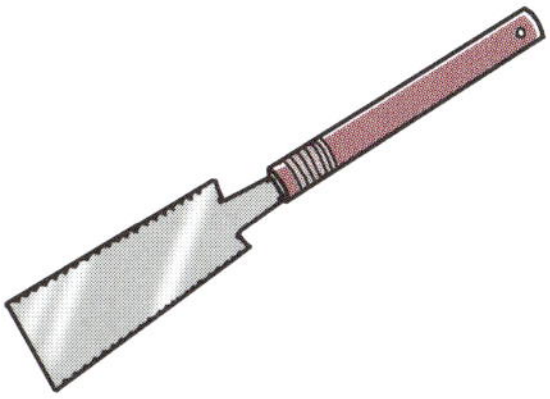

〈ヒント〉大工道具

16

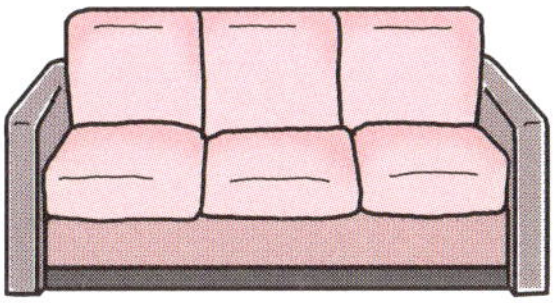

〈ヒント〉家具

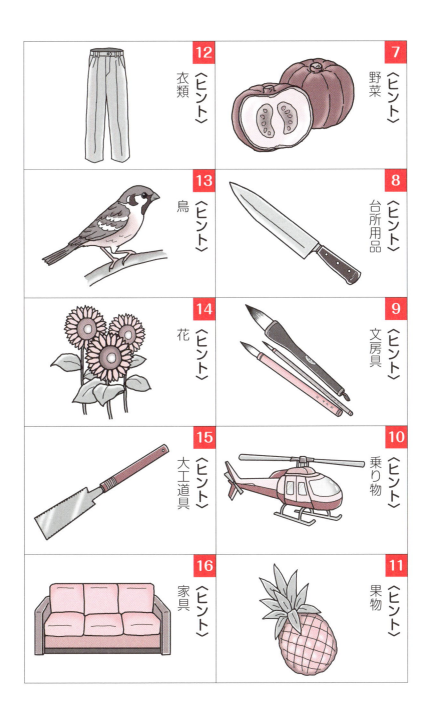

●認知機能検査

「いま」について見当をつけましょう

A　時間の見当識問題

（概ね3分）

以下《いか》の質問《しつもん》にお答《こた》えください。

質問《しつもん》	回答《かいとう》
今年《ことし》は何年《なんねん》ですか?	年《ねん》
今月《こんげつ》は何月《なんがつ》ですか?	月《がつ》
今日《きょう》は何日《なんにち》ですか?	日《にち》
今日《きょう》は何曜日《なんようび》ですか?	曜日《ようび》
今《いま》は何時《なんじ》何分《なんぷん》ですか?	時《じ》　分《ふん》

採点をしましょう

手がかり再生問題の採点（最大32点）

1　採点方法

1つのイラストについて、「自由回答」とヒントが書かれた用紙に回答する「手がかり回答」があり、どちらで回答できたかによって得点が違います。

- **自由回答及び手がかり回答の両方とも正答の場合は2点**
- **自由回答のみ正答の場合は2点**
- **手がかり回答のみ正答の場合は1点**

2　採点の具体例

（例）**ヒントなし（自由回答）**

1 大砲　○　　2 ギター　×　　3 目　×

ヒントあり（手がかり回答）

（ヒント：楽器）オルガン　○ 1点

（ヒント：体の一部）口　× 0点（正答は耳）

●採点における留意事項

①1つのヒントに2つ以上の回答があった場合は誤答となります。（例：「果物」に対して「メロン、りんご」などの複数回答は誤答）。
ただし、回答の順序は採点の対象外なので、与えられたヒントに対応していない場合であっても、正しく回答されていれば正答となり（例：ヒントである「野菜」の欄に、果物の正答を記入した場合等）。

②検査の目的は、受検者がイラストを覚えているかどうかを検査するものであることから、次の取扱いをし、受検者に不利とならない採点が行われます。

ア　検査員が説明した言葉を言い換えた場合は正答となります（例：方言、外国語、通称名＝一般的にその物を示す商品名、製造社名、品種）。

イ　検査員が示したイラストと類似しているものを回答した場合は正答となります。

ウ　回答した言葉に誤字または脱字がある場合は正答となります。

時間の見当識問題（最大15点）

1 採点方法

ア「年」　正答の場合は５点

・西暦、和暦のいずれでも構いません。ただし、元号が違っている場合、例えば検査日が令和6年で、回答が「昭和6年」の場合検査時の元号が異なるので、誤答となります。

・西暦「2024年」と回答する意図で「24年」と省略しても正答となります。

イ「月」　正答の場合は４点

ウ「日」　正答の場合は３点

エ「曜日」　正答の場合は２点

オ「時間」　正答の場合は１点

・検査が行われた時刻と30分以内のずれは正答となります。例えば、検査時刻が「9時40分」の場合「10時」と書いた場合は正答ですが、「10時10分」と書いた場合は検査時刻から30分以上ずれているので誤答となります。

●採点における留意事項

① 「年」、「月」、「日」、「曜日」及び「時間」は、それぞれ独立に採点されます。

② 回答が空欄の場合には、誤答となります。

総合点の算出と結果を判定しましょう

1　総合点の算出方法

①「手がかり再生」の点数を計算しましょう

Aパターンの正解

1　大砲	2　オルガン	3　耳
4　ラジオ	5　てんとう虫	6　ライオン
7　たけのこ	8　フライパン	9　ものさし
10　オートバイ	11　ぶどう	12　スカート
13　ニワトリ	14　バラ	15　ペンチ
16　ベッド		

ヒントなし正解できた数を下記のマスに記入してください。1正答2点

□ 正答 × 2点 ＝ A □ 点

ヒントなしで正解できた数を下記のマスに記入してください。1正答1点

□ 正答 × 1点 ＝ B □ 点

※すでにヒントなしで正解している問題を、ヒントありで答えても得点となりません。数えないでください。
※間違って回答しても減点にはなりません。

A □ 点 ＋ B □ 点 ＝ □ 点

手がかり再生の基礎点数になります。

山田さん（78歳）の例で見てみましょう!!

自由回答の正解

1 大砲　　8 フライパン　　16 ベッド

3 正答 × 2点 ＝ 6 点

手がかり回答の正解

2 オルガン　　3 耳　　7 たけのこ
11 ぶどう　　13 ニワトリ　　15 ペンチ

6 正答 × 1点 ＝ 6 点

A 6 点 ＋ B 6 点 ＝ 12 点

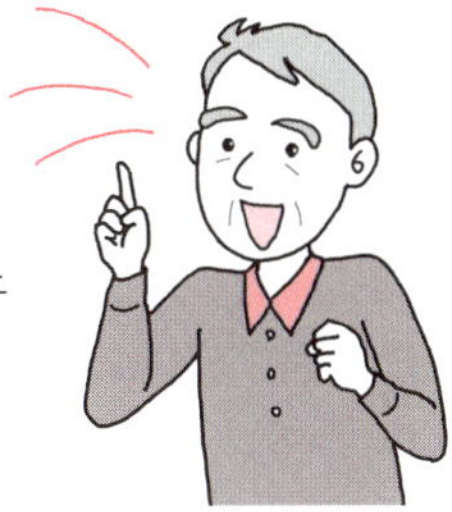

Bパターンの正解

1　戦車　2　太鼓　3　目　4　ステレオ
5　トンボ　6　うさぎ　7　トマト　8　やかん
9　万年筆　10　飛行機　11　レモン　12　コート
13　ペンギン　14　ゆり　15　かなづち　16　机

Cパターンの正解

1　機関銃　2　琴　3　おやゆび　4　電子レンジ
5　セミ　6　うし　7　とうもろこし　8　なべ
9　ハサミ　10　トラック　11　メロン　12　ドレス
13　くじゃく　14　チューリップ　15　ドライバー　16　いす

Dパターンの正解

1　刀　2　アコーディオン　3　足　4　テレビ
5　かぶとむし　6　馬　7　かぼちゃ　8　包丁
9　ふで　10　ヘリコプター　11　パイナップル　12　ズボン
13　スズメ　14　ひまわり　15　のこぎり　16　ソファー

②「見当識」の点数を計算しましょう

ア 今年は何年ですか？　5点
イ 今月は何月ですか？　4点
ウ 今日は何日ですか？　3点
エ 今日は何曜日ですか？　2点
オ いまは何時ですか？　1点

ア～オの合計点

□ **点**

見当識の基礎点数になります。

山田さん（78歳）の例で見てみましょう!!

山田さんが受検した日時　2024年（令和6年）9月10日(火曜日)10時

山田さんの回答　2022年9月10日(水曜日)10時20分

ア　今年は2022年　×（バツ）　0点
イ　今月は9月　○　4点
ウ　今日は10日　○　3点
エ　今日は水曜日　×　0点
オ　いまは10時20分　○　1点　※ずれが30分以内なので正答

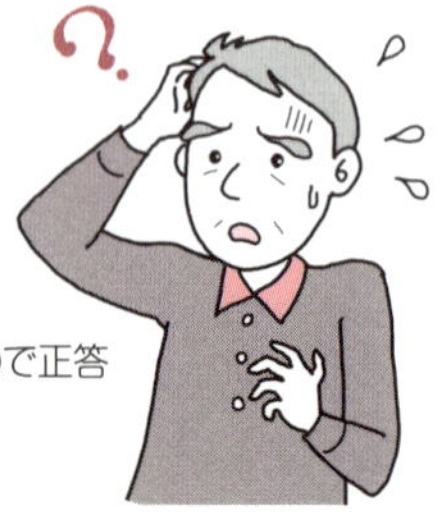

ア～オの合計点　8　点　見当識の基礎点数

2　総合点の算出と結果の判定

①　総合点の算出方法

総合点は、手がかり再生及び時間の見当識の２つの検査の点を、次の計算式に代入し 算出します。

（計算式）　**a 手がかり再生の点**
　　　　　　b 時間の見当識の点

総合点 ＝ 2.499× a ＋ 1.336× b

山田さん（78歳）の例で見てみましょう!!

「手がかり再生」＝12点　→　2.499×12点＝ 30.00
「見当識」＝8点　→　1.336×8点＝ 10.69

総合点 ＝ 40.69

②　総合点と結果の判定

総合点によって、認知症のおそれがある者・認知症のおそれがない者に判定します。

ア　認知症のおそれがある者　→　総合点が36点未満
イ　認知症のおそれがない者　→　総合点が36点以上

山田さんは「総合点40.69」で、36点以上だったので「認知症のおそれがない者」と判定されました。

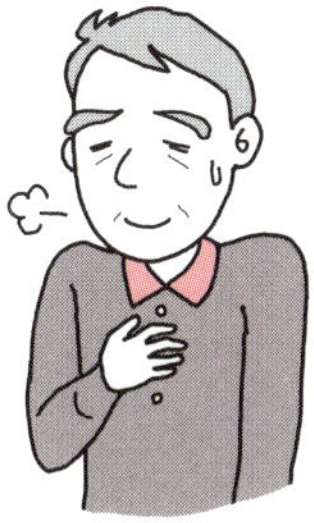

●認知機能検査

「認知症のおそれがある」という結果が出たら

認知機能検査が終了したら、「認知機能検査結果通知書」が交付されます。この通知書は更新の際、必要となるので大切に保管ください。検査結果が36点未満の人は、記憶力・判断力が低くなっていて「認知症のおそれあり」と判定されます。そう判定された人は、公安委員会（警察）の通知により、認知症について「臨時適性検査（専門医の診断）」を受けるか、診断書提出命令によって医師の診断書を提出しなければなりません。診断の結果によっては、聴聞等の手続きを経たうえで、運転免許の取消し等がなされます。

ただし「認知症のおそれがある」と判定された場合でも、納得がいかなければ、検査は何回も受検することができます（受検のたびに手数料は必要です）。再受検し、「認知症のおそれがない」と判定された場合は、臨時適性検査または診断書提出命令の対象となりません。

自主返納する場合は?

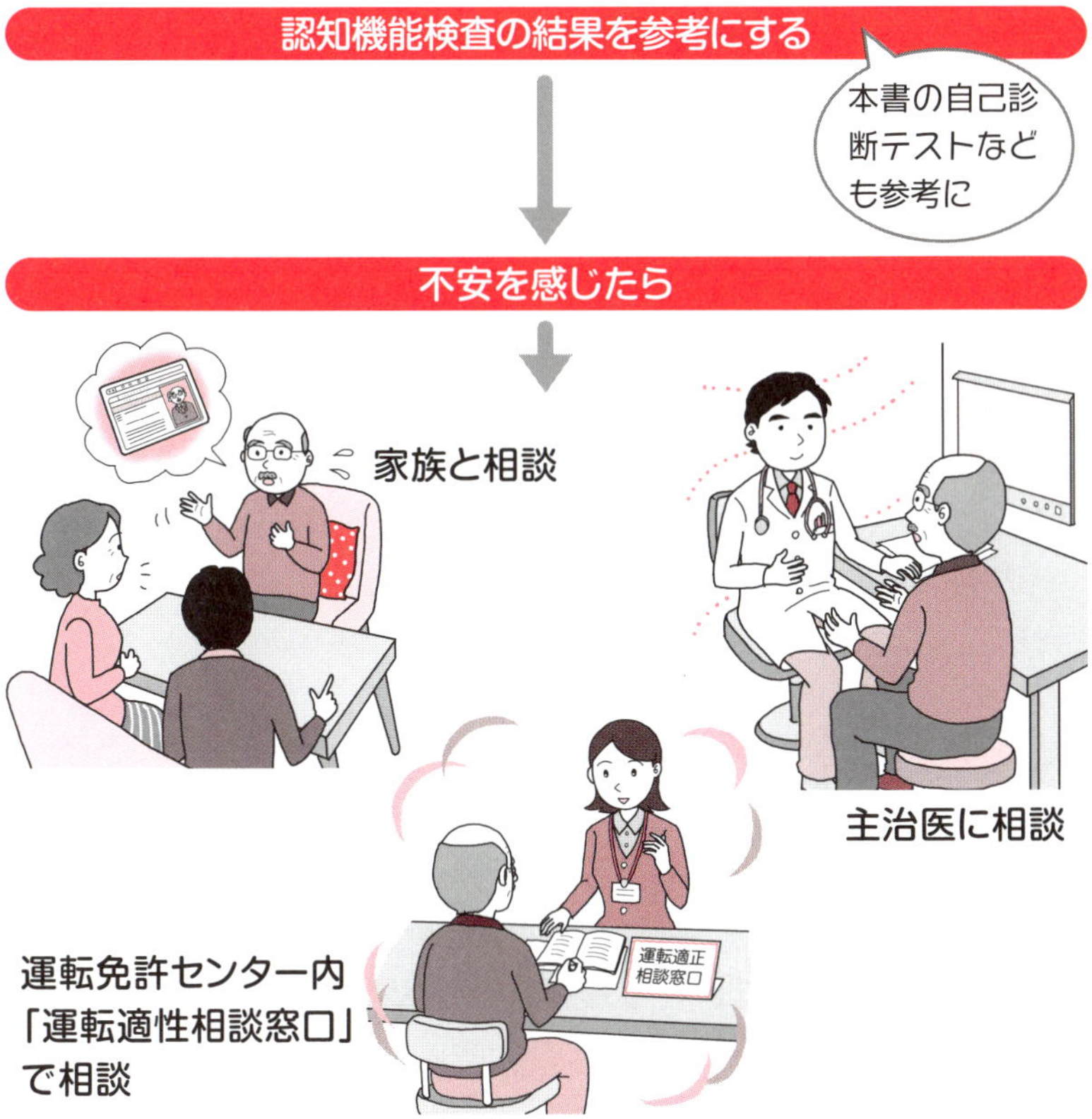

●自主返納すると申請できる「運転経歴証明書」

運転免許証を自主返納すると、公的な身分証として利用できる「運転経歴証明書」が申請できます。公的な身分証というメリットだけではなく、自治体や民間が主催するさまざまな特典が利用できます。

■自治体主催の特典（優遇処置）＝市営、県営の交通機関の割引／優待券やタクシーの割引など

■民間主催の特典（優遇処置）＝家具や家電の割引、理美容院の割引、テーマパークや温泉の割引など

コラム

運転に不安なら「サポートカー限定免許」の申請も

令和４年５月施行の改正道路交通法の大きな目玉は、一定の交通違反者を対象にした「運転技能検査」の義務化ですが、もう1つ新たな運転免許の選択肢として、「サポートカー限定免許制度」が誕生したことです。

●サポートカー限定免許とは

運転に不安を覚える高齢運転者に対して、運転免許証の自主返納だけではなく、より安全な自動車等に限って運転を継続するという中間的な選択肢を設けるものです。ただし、年齢制限は設けられていません。

●サポートカーとして認められる車の種類

サポートカー限定条件付免許では、次の機能が搭載された自動車のみ、運転することができます。対象となる車種は警察庁のホームページで確認できます。https://www.npa.go.jp/policies/application/license_renewal/support_car.html

1　衝突被害軽減ブレーキ（対車両、対歩行者）

車載レーダー等により前方の車両や歩行者を検知し、衝突の可能性がある場合には、運転者に対して警報し、さらに衝突の可能性が高い場合には、自動でブレーキが作動する機能

2　ペダル踏み間違い時加速抑制装置

発進時やごく低速での走行時にブレーキペダルと間違えてアクセルペダルを踏み込んだ場合に、エンジン出力を抑える方法により、加速を抑制する機能

●こんな人におすすめ

1　最近、ブレーキのタイミングなど、運転に不安を感じはじめた人

2　家族が不安に感じている場合もサポカー限定免許に切り替えることで、安心材料となる

第3章

認知症がわかる

16のQ&A

Q1

認知症とはどのような病気ですか？

認知症のもっとも顕著な特徴が記憶障害です。年をとるとだれでももの忘れが多くなりますが、認知症の記憶障害は加齢によるもの忘れとは異なります。

出来事自体を覚えていないことが認知症による記憶障害

人の名前がすぐに出てこなかったり、物の置き場所を忘れたりすることは、年をとればだれにでもよくあることですが、関連する記憶をたどることで、たいていは思い出すことができます。しかし、同じもの忘れでも、その人の存在自体がわからなかったり、物を置いたという記憶自体が欠落していると、ヒントがあっても思い出すことはできません。これが認知症による記憶障害です。

「加齢によるもの忘れ」と「認知症によるもの忘れ」の違い

加齢によるもの忘れ

記憶の流れ

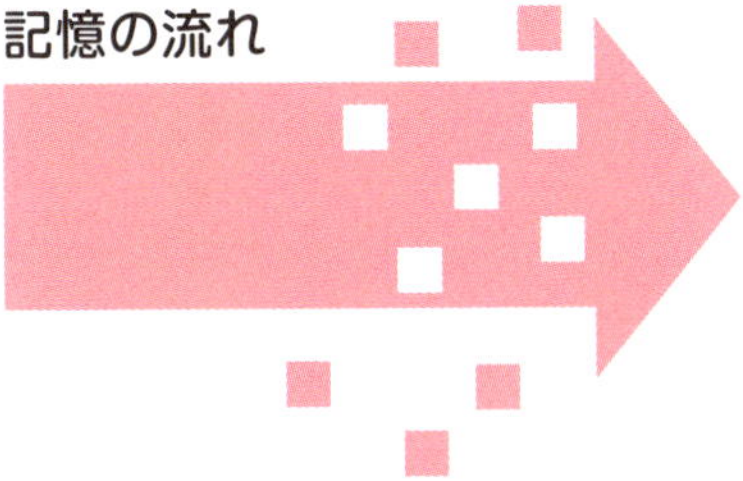

出来事の一部を忘れても体験そのものは覚えている

・メモなどを見れば目的地にたどり着ける
・食事の内容は忘れても食べたことは覚えている　など

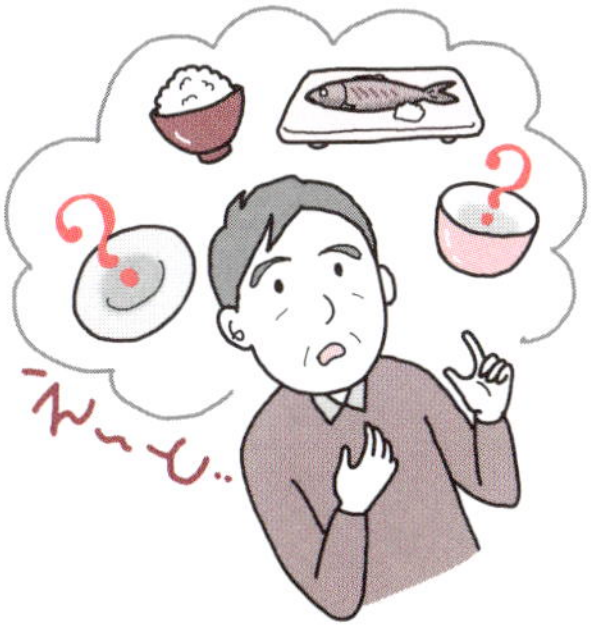

・ヒントがあれば思い出せる
・忘れたという自覚はある
・大きく進行することはない
・判断力や理解力に問題はない
・日常生活への支障はない
・新しいことも覚えられる

認知症によるもの忘れ

記憶の流れ

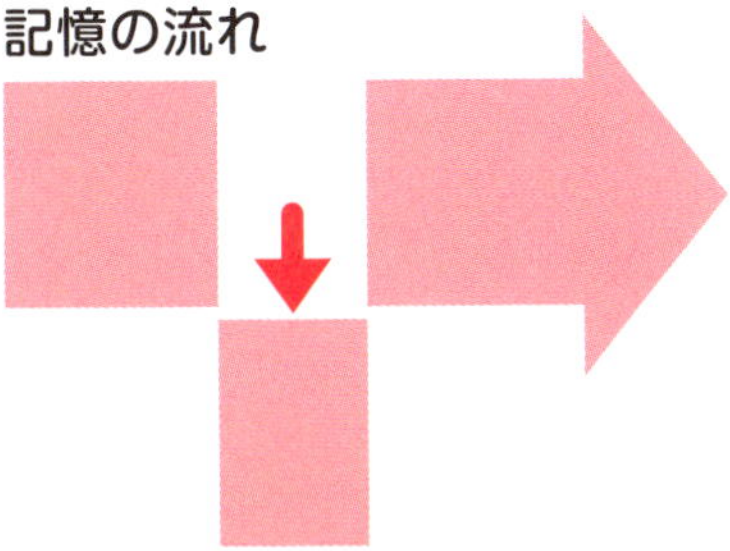

体験そのものが記憶から抜け落ちる

・どこに行こうとしていたか忘れて道に迷う
・食事したことを忘れて催促する　など

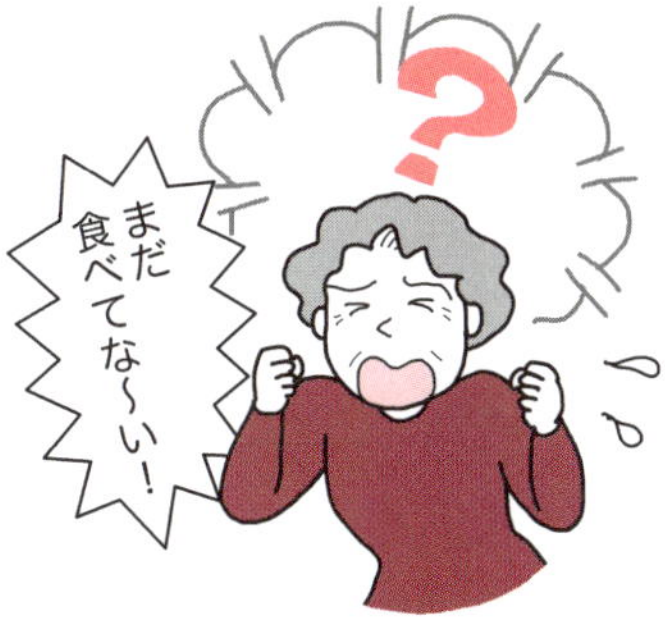

・ヒントがあっても思い出せない
・忘れたという自覚がない
・徐々に進行する
・判断力や理解力が低下する
・日常生活に支障がある
・新しいことを覚えられない

Q2

記憶障害のほかにどのような障害が発生しますか？

認知症の症状には記憶障害のほか、症状が進行してくるとだれにでも現れるいくつかの症状があり、これを中核症状と呼びます。

認知症の進行に伴いだれにでも現れる中核症状

中核症状は、脳の神経細胞が破壊されることで現れる症状で、認知症の原因となる病気によって現れかたは異なりますが、すべての人にみられます。

記憶障害をはじめ、見当識障害、実行機能障害、理解・判断力の障害、言語障害（失語）、行為障害（失行）、認識障害（失認）などがこれにあたり、昼夜の区別ができなくなったり、相手の話す言葉が理解できなくなったりします。

主な中核症状とその例

記憶障害

82ページ参照

見当識障害

・時間や季節がわからなくなる
・通い慣れた道で迷子になる
・自宅のトイレの場所がわからない
・顔見知りに会っても誰かわからない

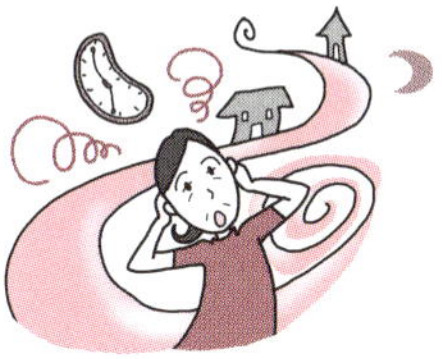

実行機能障害

・料理が手順通りにできない
・旅行や作業などの計画が立てられない
・予定外の出来事に対応できない

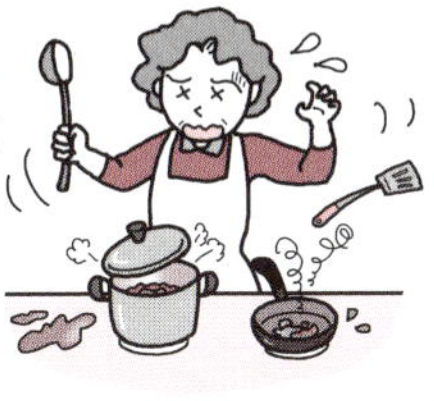

判断・理解力の障害

・2つ以上のことを並行して行えなくなる
・ささいな状況の変化に対応できない

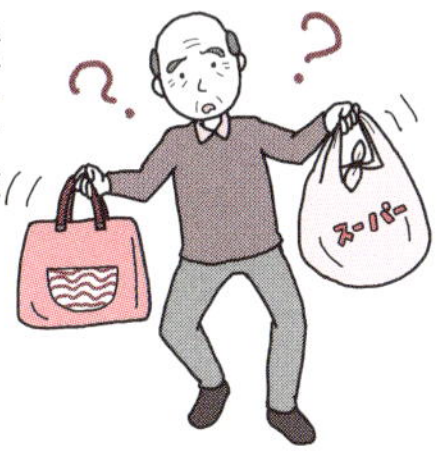

言語障害（失語）

・指示語（「あれ」「それ」など）が増える
・相手の話すことが理解できない
・相手の話が理解できても、言葉が出ない

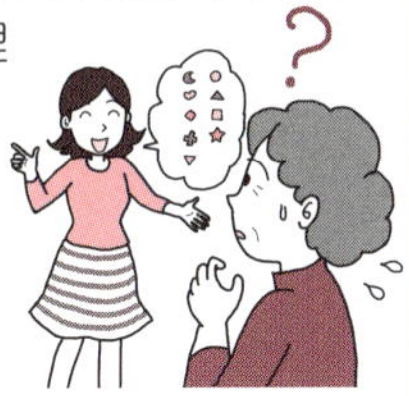

行為障害（失行）

・目的を果たすための行動がちぐはぐになる
・鍵穴にペンをさして開けようとする
・セーターに足を通そうとする

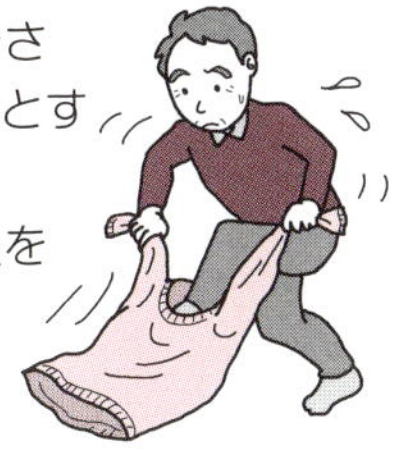

認識障害（失認）

・視覚、聴覚、嗅覚、味覚、触覚が正常に働かなくなる
・空間の片側が認識できなくなり（半側空間無視）、認識できないほうの壁にぶつかってしまう

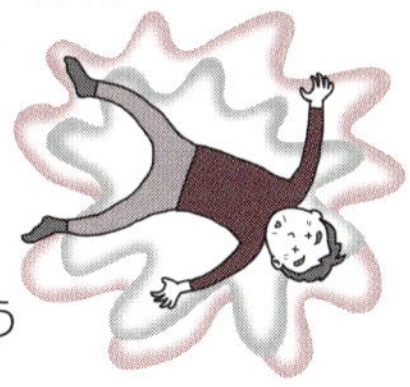

Q3 人によって現れたり現れなかったりする症状もあるのですか？

中核症状に、本人の性格や素質、周囲の環境や人間関係などからくる心理状態が加わると、人によってさまざまな症状が現れます。これを周辺症状といいます。

認知症の介護で負担が大きい周辺症状

周辺症状には、行動面における症状（徘徊、暴言・暴力行為、睡眠・覚醒障害、性的異常行動、介護拒否、失禁など）と、精神面における症状（抑うつ、妄想、幻覚、せん妄など）があります。これらは、認知症の介護において中核症状よりも大きな負担となることが多々ありますが、症状の現れかたは一人ひとり異なり、薬物による対症療法や、適切な介護や接しかたなどによって改善することがあります。

主な周辺症状（BPSD／行動・心理症状）

行動面における症状

徘徊

家を出ても行き先を忘れてしまい、歩き回る

睡眠・覚醒障害

睡眠や寝起きが不規則になるほか、不眠症、過眠症、睡眠時無呼吸症候群などが現れる

介護拒否

介護によって不快な思いをしたり、不安になったりして、触られることに抵抗する

異食

食べ物を認識できなくなり、食べ物ではない物を口に入れる

弄便（ろうべん）

便を認識できず、いじったり体にこすりつけたりする

暴言・暴力

自分の意思を言葉で伝えられなくなり、気に入らないことに対して、暴言を吐いたり、暴力をふるったりする

性的異常行動

相手が誰かを認識できないまま（または誤った認識のまま）性的な行為を行ったり、行為に誘ったりする

多弁・多動

興奮してしゃべり続け、大声を出したり、じっとしていられなくなる

失禁

トイレに間に合わない、トイレの場所がわからない、排尿の仕方がわからないなどで尿を漏らす

精神面における症状

抑うつ

意欲の低下や思考の障害などがみられ、ふさぎ込むようになる

妄想

「だれかに財布を盗まれた」などの物とられ妄想などが現れる

せん妄

意識障害を起こし、幻覚や錯覚をみて興奮する

幻覚

あるはずのないものが見えたり、聞こえたりして興奮する

Q4
認知症にはアルツハイマー型認知症以外にもいろいろな種類があるというのはほんとうですか？

認知症は病名ではなく症状です。認知症を発症する原因となる疾患は多種多様で、その数は１００を超えるといわれています。

認知症の原因となる疾患によっては完治することもある

認知症の原因疾患は１００以上ありますが、このうち、アルツハイマー型認知症、脳血管性《のうけっかんせい》認知症、レビー小体型《しょうたいがた》認知症、前頭側頭型《ぜんとうそくとうがた》認知症の４つで90％を占めています。これらの疾患は、発症してしまったら進行を遅らせることはできても止めることはできません。いっぽうで、正常圧水頭症《せいじょうあつすいとうしょう》や慢性硬膜下血腫《まんせいこうまくかけっしゅ》、甲状腺機能低下症《こうじょうせんきのうていかしょう》など原因疾患によっては完治が見込めることもあるので、早期の受診が大切です。

認知症の主な種類と原因疾患別にみた認知症の割合

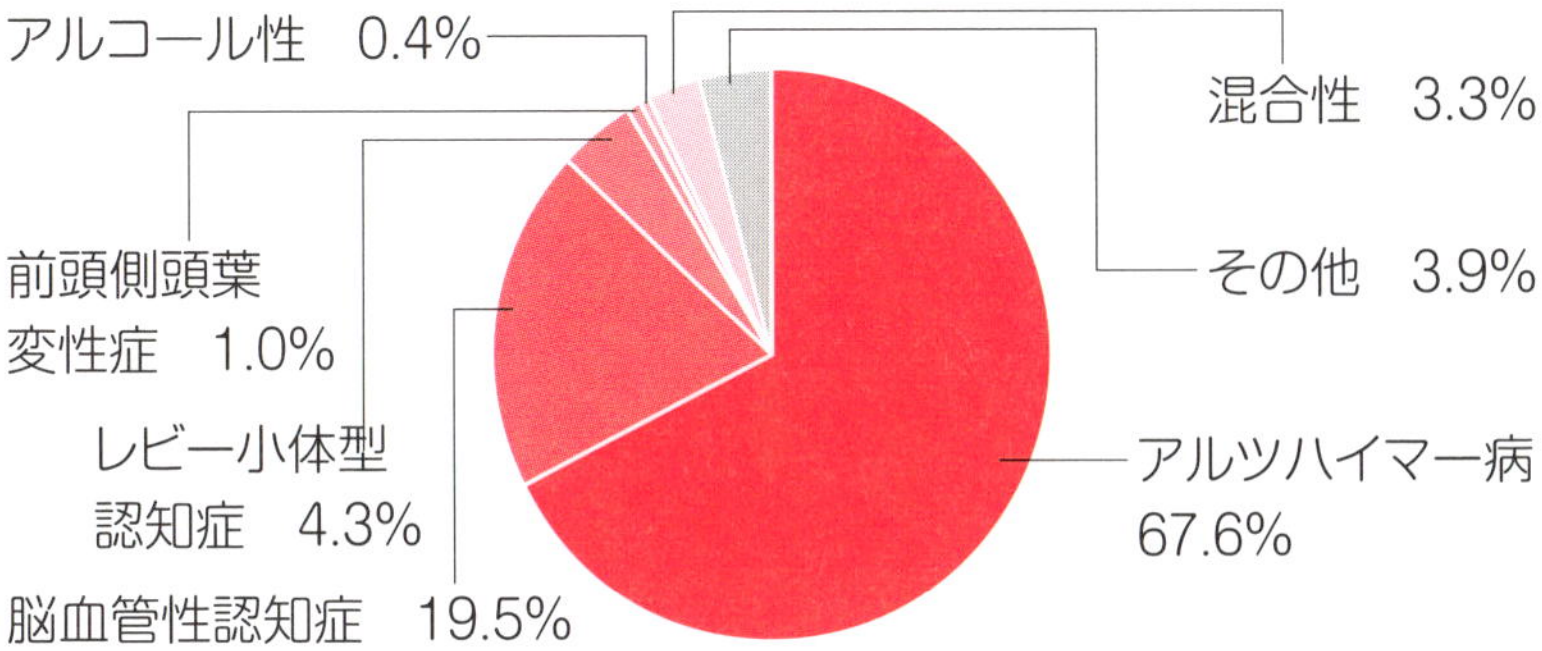

※「都市部における認知症有病率と認知症の生活機能障害への対応」(2013年) より

疾患のタイプ	認知症の種類
脳の神経変性	アルツハイマー型認知症、レビー小体型認知症、前頭側頭型認知症 (ピック病)、パーキンソン病、ハンチントン病、進行性核上性マヒ、脊髄小脳変性症、皮質基底核変性症　など
脳血管障害	脳血管性認知症、ビンスワンガー脳症、多発梗塞性認知症、大・中梗塞性認知症、出血性認知症　など
頭部外傷	慢性硬膜下血腫、脳挫傷、脳内出血　など
悪性腫瘍	脳腫瘍、癌性髄膜炎　など
内分泌疾患	甲状腺機能低下症、副甲状腺機能亢進症、副腎皮質機能低下症、副腎皮質機能亢進症　など
感染症	クロイツフェルト・ヤコブ病、エイズ脳症、単純ヘルペス脳炎、脳梅毒、髄膜炎　など
代謝・栄養障害	ウェルニッケ脳症、肝性脳症、ビタミンB12欠乏症、脱水　など
中毒性疾患	薬物中毒、アルコール認知症、一酸化炭素中毒、金属中毒　など
その他	正常圧水頭症、低酸素脳症　など

Q5

認知症はどのように進みますか？

認知症の原因疾患によって症状の現れかたが異なるように、進行のしかたもそれぞれ異なり、さらに同じ原因疾患でも大きな個人差があります。

認知症の進みかたにはさまざまな要因が影響を与える

認知症の多くは、徐々に症状が進行していきます。例えば、アルツハイマー型認知症の場合、初期は比較的ゆっくりと進行し、中期になると徐々に進行が早くなり、重度化すると進行が緩やかになるという具合です。こうした進行状況は、原因疾患のほか、認知症の人の身体状態や周囲の環境、介護のしかたに大きく左右されるため、症状の程度や現れかたには個人差が生じます。

アルツハイマー型認知症の症状の進みかたのイメージ

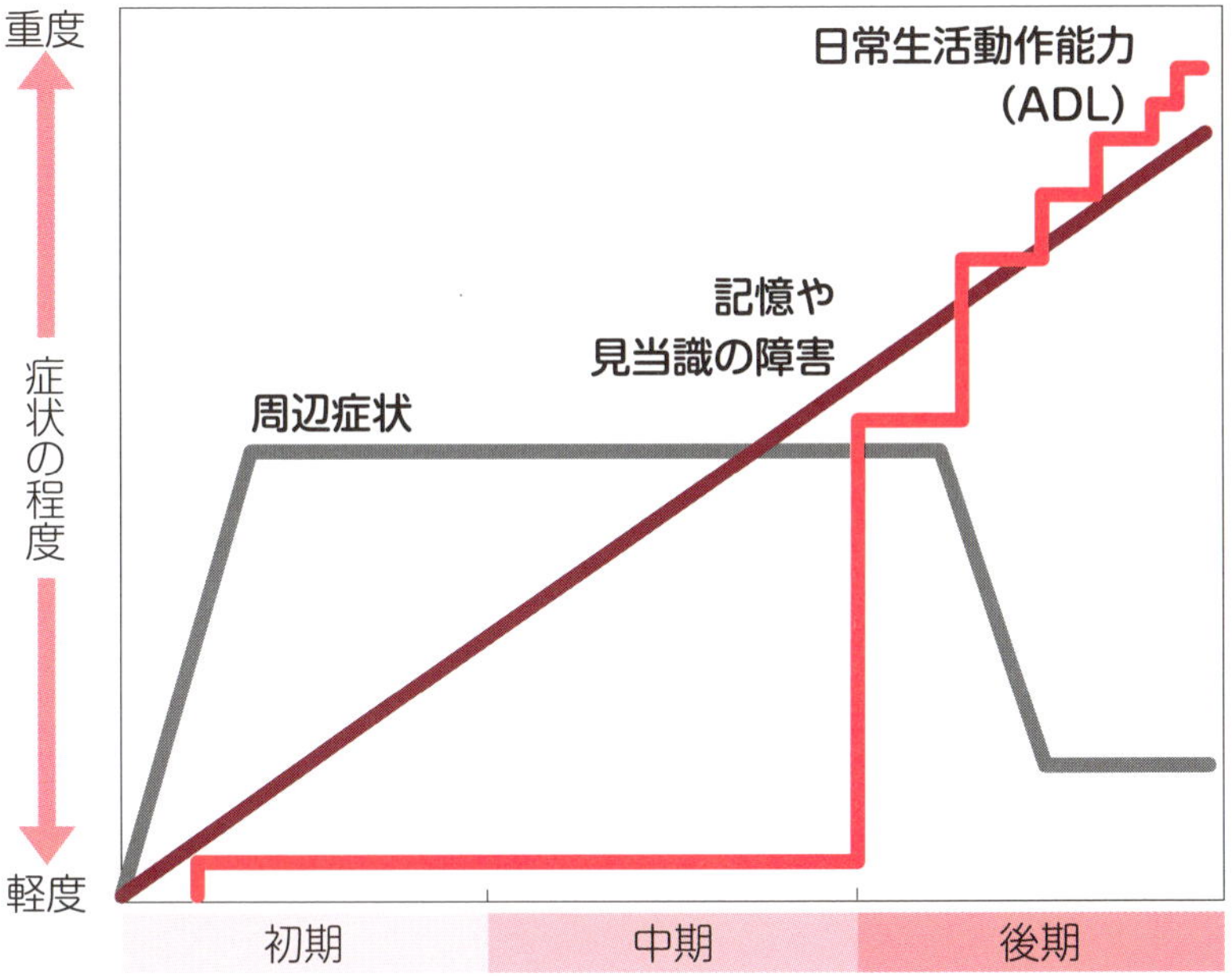

※日本老年医学会雑誌より作成

認知症の進みかたに影響を与える要因

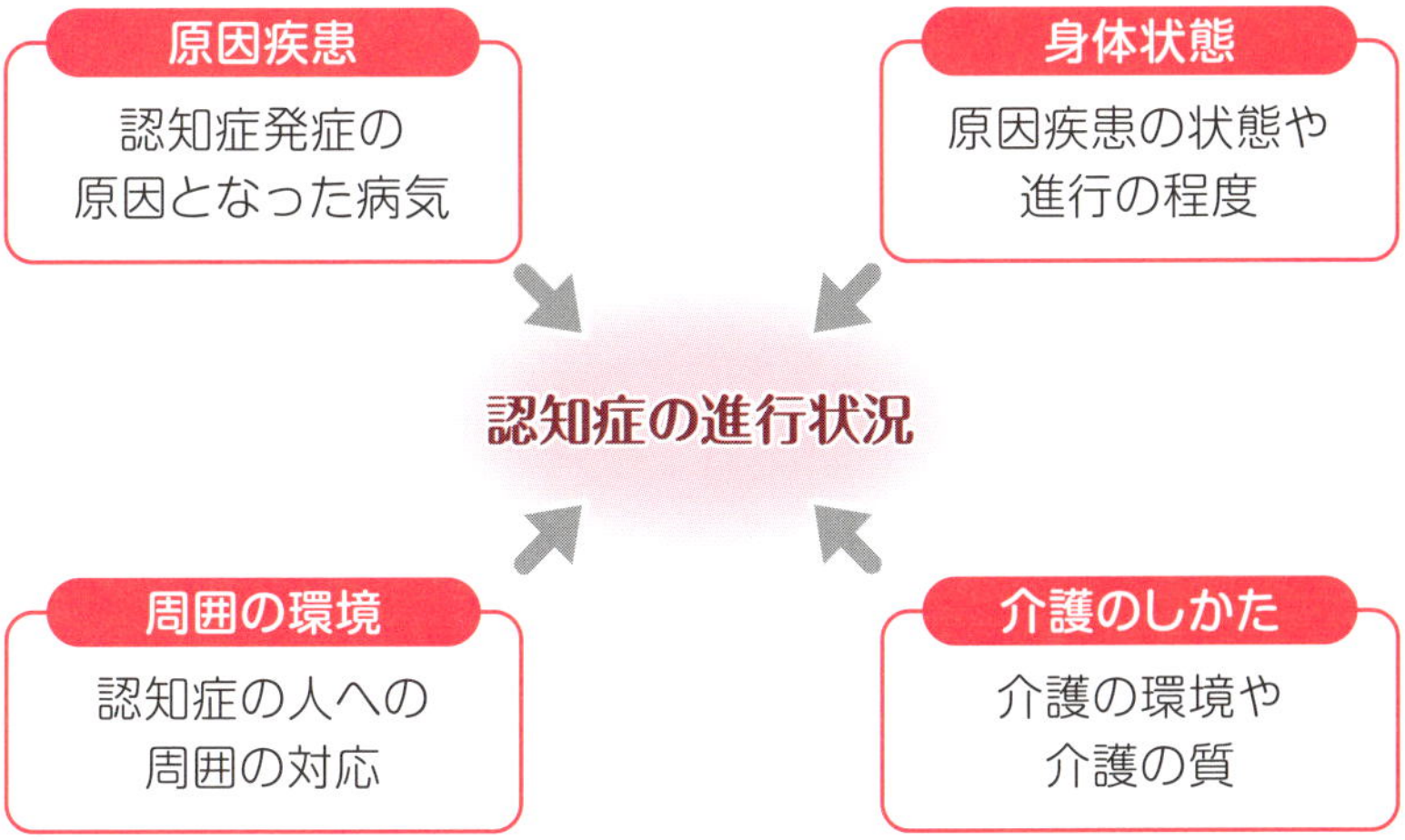

Q6
認知症になったら ひとり暮らしは無理ですか？

症状が初期のうちは、福祉サービスの制度などを利用しながらひとり暮らしをすることも可能ですが、定期的に症状の進行状態を確認することが大切です。

判断力があるうちに福祉サービスの利用を検討する

ひとり暮らしが可能かどうかの判断は、主に、食事の準備や後片付けに支障がないか、薬を忘れずに服用できるか、お金の管理ができるかなどによります。家族が離れていても、何かしらのサポートや工夫をすれば自分で生活できるようなら、ひとり暮らしも不可能ではありません。このような場合に備え、判断力があるうちに、地域の社《しゃ》会《かい》福《ふく》祉《し》協《きょう》議《ぎ》会《かい》が運営する日常生活自立支援事業サービスの利用などを検討しておくとよいでしょう。

日常生活自立支援事業の主なサービス

福祉サービスを利用するための手伝い

・福祉サービスに関する情報の提供や相談
・福祉サービスを利用する際の申し込み、契約の代行　など

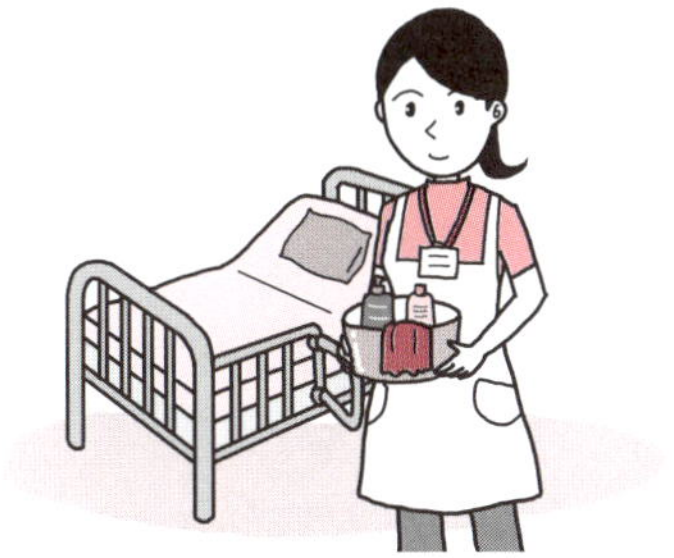

日常生活に必要な事務手続きの手伝い

・住宅改造や居住家屋の賃借に関する情報提供や相談
・住民票の届け出などの手続き
・商品購入に関する苦情処理制度（クーリング・オフ制度）の利用手続き　など

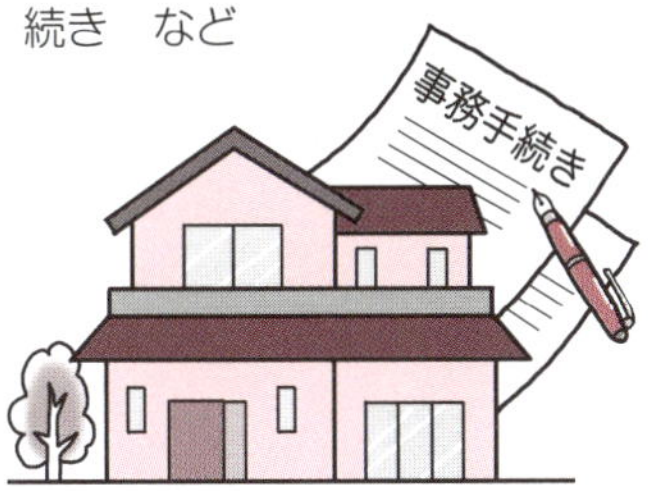

お金の出し入れに関する手伝い

・福祉サービスの利用料金の支払い代行
・医療機関への医療費の支払い手続き
・年金や福祉手当の受け取りに必要な手続き
・税金や社会保険料、公共料金（電気、ガス、水道など）の支払い手続き
・預金の出し入れや、預金解約の手続き　など

通帳や証書などの保管

・年金証書、預貯金通帳、証書（保健証書、不動産権利書、契約書など）、実印、銀行印などの保管（宝石、貴金属、書画、骨董品などは対象外）

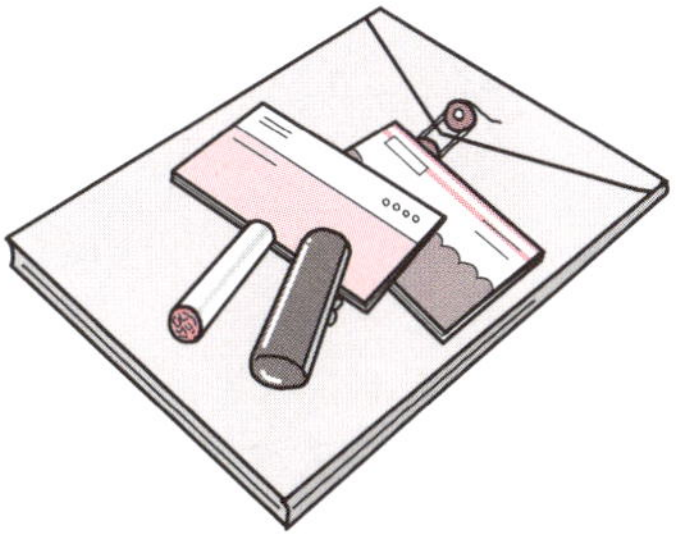

認知症の診断を受けていなくてもよいが、利用者にサービスを利用する意思があり、契約内容がある程度理解できる人との契約が前提

Q7

怒りっぽい人は認知症になりやすいってほんとうですか？

怒りっぽい性格や落ち込みやすい性格の人は認知症になりやすいという調査結果もありますが、そうした性格が脳の細胞にどのような影響を与えているかは明らかではありません。

認知症になりやすい性格でもリスクを減らすことはできる

心理学において、その人らしさ（パーソナリティ・性格・人格）を形成するのは、神経症傾向・外向性・開放性・調和性・誠実性の5つの特性であるといわれています。このパーソナリティが高齢期の認知機能の状態に関係しており、神経症傾向が強い人は認知症になりやすいことがわかってきています。しかし、こうした性格だけが発症の原因になるわけではなく、考え方や行動を変えることでリスクを減らすことは十分に可能です。

パーソナリティを形成する5つの特性

神経症傾向

不安が強い、敵意を抱きやすい、抑うつ的、自意識が高い、衝動的である、傷つきやすい

外向性

親しみやすい、人づきあいを好む、支配的、活動的、刺激を多く求める、陽気で楽観的

誠実性

有能感(自分はできると思える感覚)をもっている、几帳面、約束や人の期待を裏切らない

開放性

空想好き、美を愛する、感情豊か、新奇なものを好む、知的好奇心が強い、異なる価値観を受け入れる

調和性

他人を信用する、実直、利他的(自分が損をしても他の人の利益を守ろうとする)、協力的、謙虚、優しい

認知症になりやすい

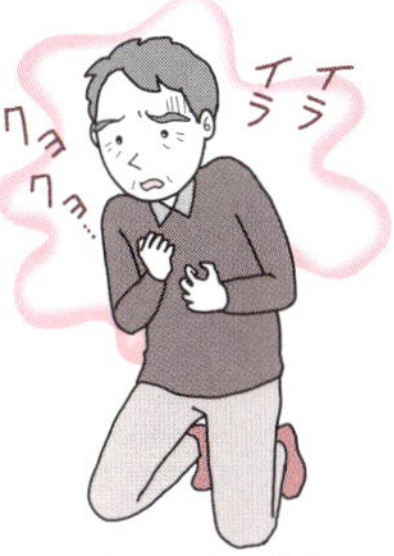

神経症傾向が強い

↓

認知症になりにくい

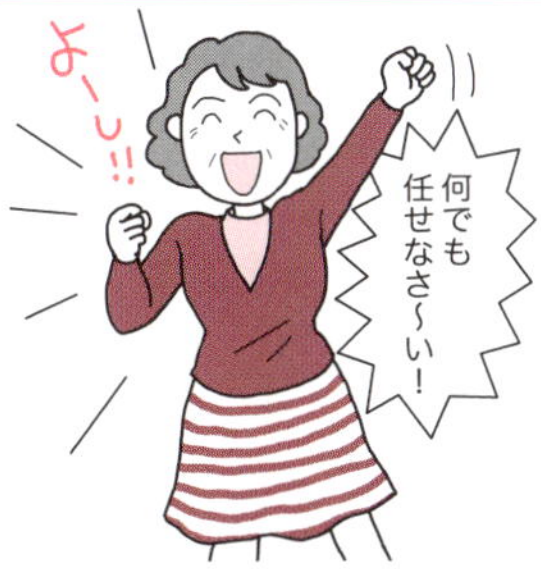

誠実性・開放性が高い

趣味でストレスを発散したり、地域の活動などに積極的に参加することで、神経症傾向を抑えることができる

※東京都健康長寿医療センター研究所の調査より作成

Q8 軽度認知障害(MCI)とはどのような状態ですか?

軽度認知障害(MCI)は、健康な人と認知症の人の中間の段階で、軽い記憶障害などはみられるものの日常生活には支障がない状態のことです。

「何だかいつもと違う」と感じたら軽度認知障害かもしれない

軽度認知障害(MCI)になると記憶力や判断力などの認知機能に軽い支障が現れますが、年をとればだれしも認知機能が多少は衰えるため、老化によるものと思いがちです。しかし、この状態を放っておくと認知症に移行してしまうため、本人や家族が早期に気づくことが大切です。軽度認知障害の定義はありますが、「いつもと違うな」「思い通りにいかないな(不如意感)」と感じたら、軽度認知障害を疑ってみましょう。

••• 軽度認知障害（MCI）の定義 •••

①記憶障害の訴えが、本人または家族からある

②日常生活動作は正常に行える

③全般的な認知機能は正常である

④年齢や教育レベルの影響だけでは説明できない記憶障害がある

⑤認知症ではない

••• こんな症状に思いあたったら軽度認知障害かも •••

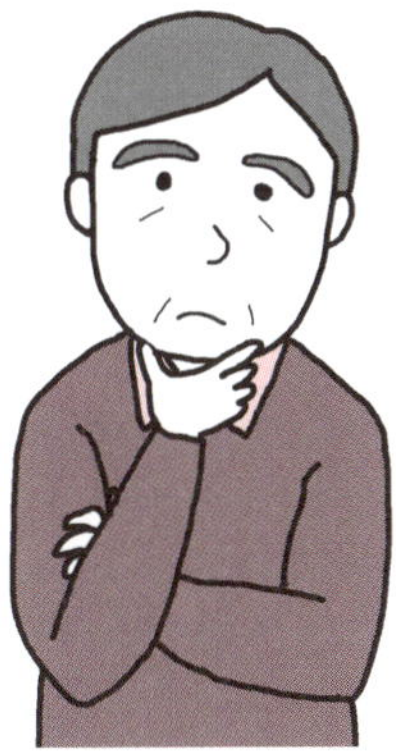

・少し前に聞いたことを忘れて、何度も聞き返すようになった

・会話がスムーズにできなくなった

・よく知っている人の名前が出てこない

・置き忘れやしまい忘れが増えた

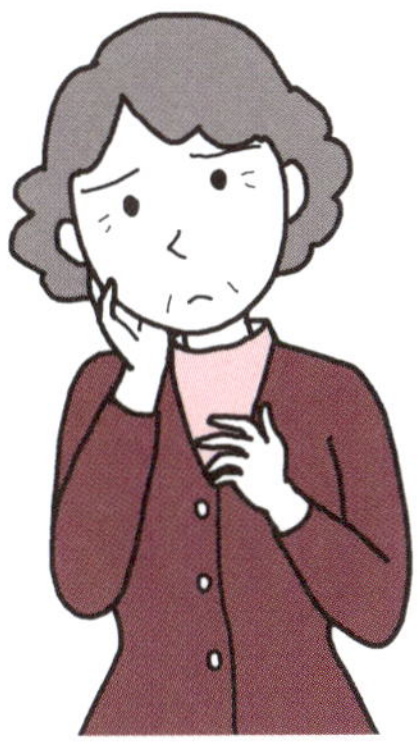

・最近起きた大きなニュースの記憶があいまいである

・反応が鈍く、動作が遅くなった

・いつもの仕事や家事の段取りを間違えた

・いろいろなことに感動しなくなった

Q9 軽度認知障害になったら必ず認知症になりますか？

軽度認知障害と診断されてそのまま認知症に移行する人は、1年で約5～15％。むしろ、その状態を維持する人や元に戻る人のほうが多いのです。

ただし軽度認知障害を放っておけば認知症にすすんでしまう

軽度認知障害から認知症に進展した人をコンバーター、健常に戻った人をリバーターと呼びます。軽度認知障害と診断された人は、5年後には約半数が認知症に進展する（コンバーター）といわれていますが、軽度認知障害のままとどまる人もいれば、リバーターも大勢います。ただ、高齢者の数は年々増加しており、それに伴って認知症や軽度認知障害の高齢者も増加しているのが現状です。

軽度認知障害から健常に戻る人は多い

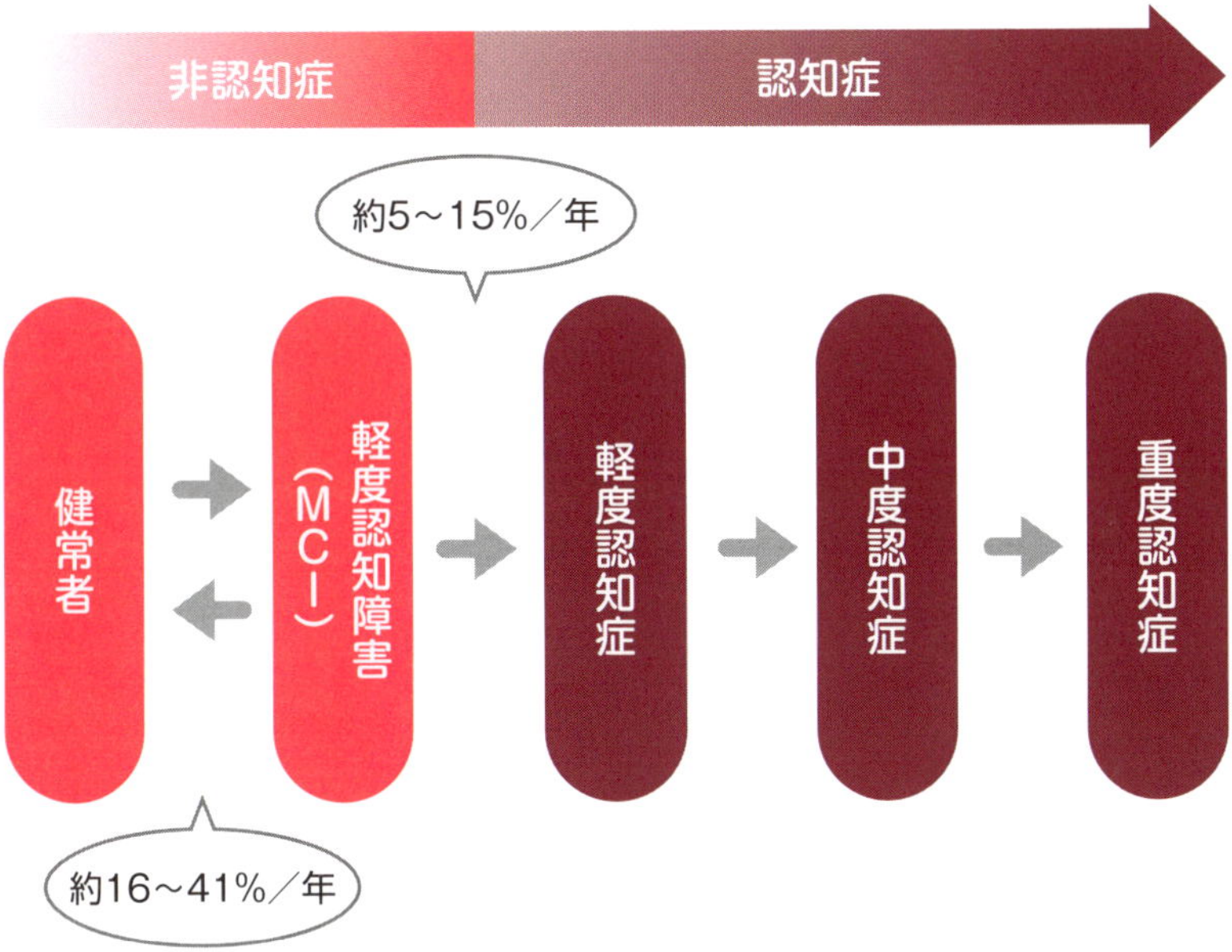

※コンバーターに移行する割合には、抑うつ状態、睡眠障害、薬剤の服用のし過ぎ、糖尿病、高血圧などによって起こる認知機能障害も含むと考えられる

※日本精神神経学会「認知症疾患診療ガイドライン2017」（医学書院）より作成

認知症と軽度認知障害の高齢者数

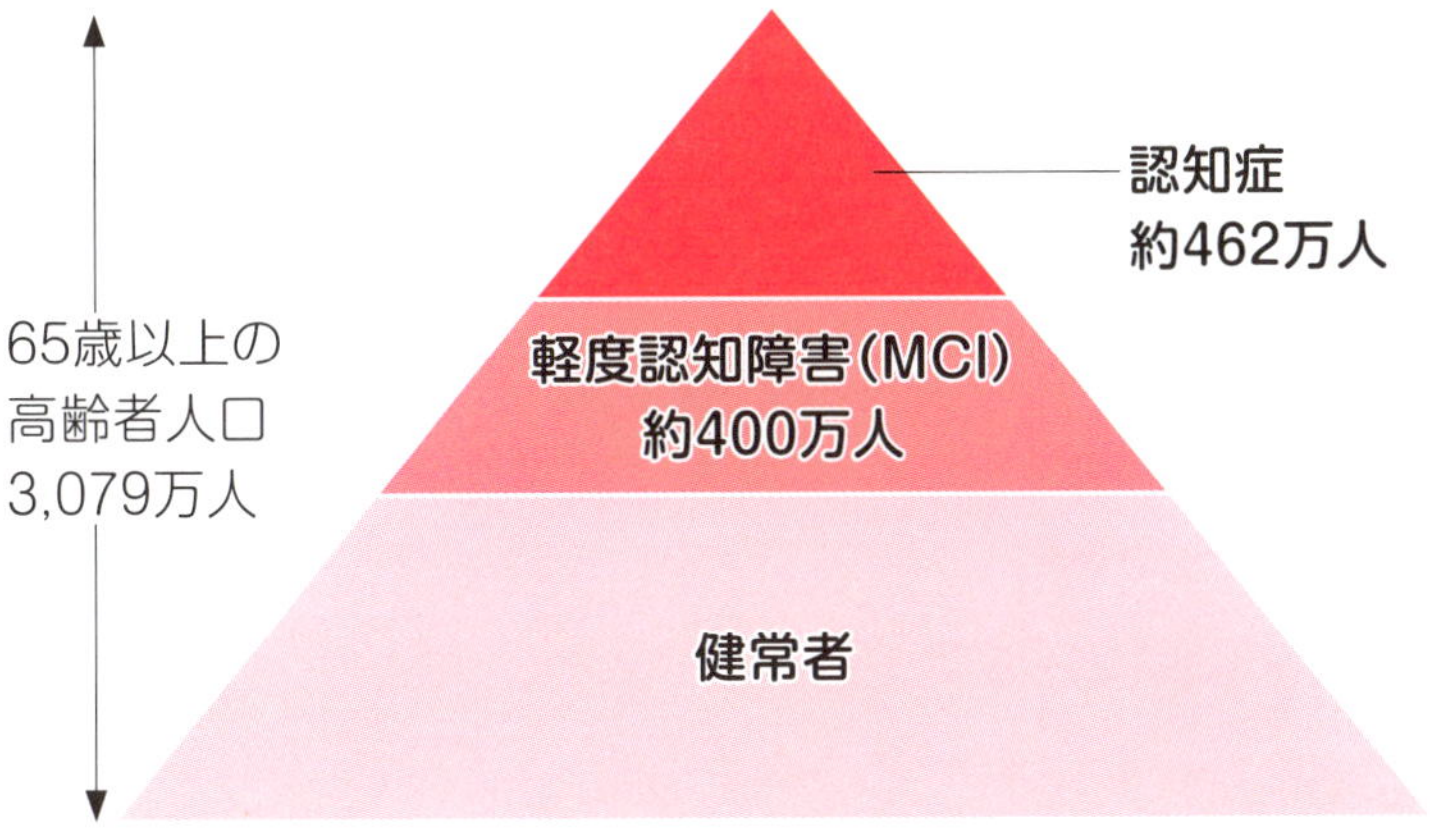

※厚生労働省「認知症施策の現状について」（平成26年）より作成

Q10

軽度認知障害の人はみな同じような症状が現れるのですか？

認知機能には、記憶力のほかに判断力や見当識、言語力、理解力などがあります。どのような障害が現れるかは人それぞれ異なります。

障害の現れかたで将来なりやすい病気がわかる

軽度認知障害は、認知機能の障害の現れかたで4つのタイプに分けられます。まず、記憶障害の有無で健忘型《けんぼうがた》と非健忘型に分けられ、さらにそれぞれに対して、そのほかの認知機能の障害の有無で単領域障害《たんりょういきしょうがい》か多領域障害《たりょういきしょうがい》かに分けられます。タイプによって将来的に進展しやすい病気が推定されますが、健忘型の軽度認知障害は、認知症の多数を占めるアルツハイマー型の認知症になる可能性が高いと考えられています。

軽度認知障害の4つのタイプ

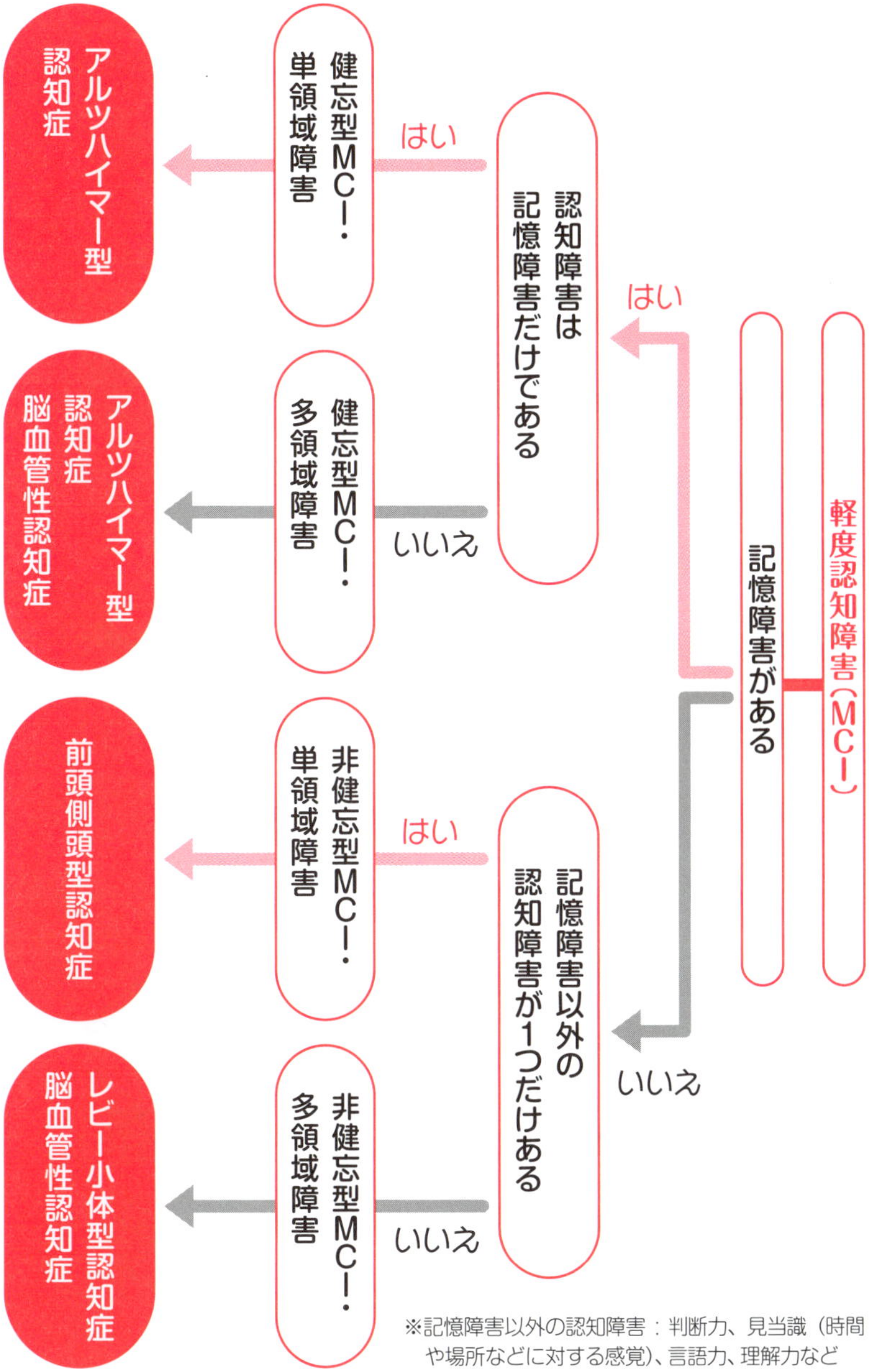

※記憶障害以外の認知障害：判断力、見当識（時間や場所などに対する感覚）、言語力、理解力など

Q11 軽度認知障害と認知症は具体的にどのような違いがあるのですか？

実際の診断は画像検査や記憶力・判断力のテストなどで判定されますが、日常生活のなかでわかりやすいのは、食事や入浴などの基本動作に問題があるかどうかです。

軽度認知障害のうちは基本的な日常動作を行える

認知症の代表的な原因であるアルツハイマー病の場合、基本的な日常動作に支障がないかどうかが軽度認知障害と認知症の判別のポイントになります。軽度認知障害のうちは、家事や金銭管理に多少の問題があっても、食事、入浴、トイレ、着替えなど日常生活に必要な最低限の動作に支障はありません。しかし、認知症に進展すると、まともに日常生活を営めなくなります。また、軽度認知障害のようにリバーターになることはありません。

軽度認知障害(MCI)と認知症の違い(アルツハイマー病の場合)

軽度認知障害(MCI)

基本的ADL(食事、入浴、トイレ、着替えなど日常生活に必要な最低限の動作)は問題なく行える

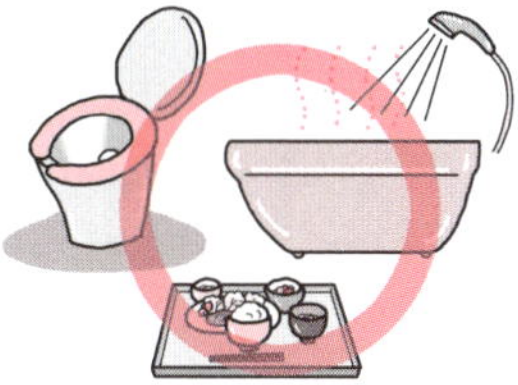

手段的ADL(家事、買い物、金銭管理など何かを行うための少々複雑な動作)に、年相応とはいえない程度の問題が生じる

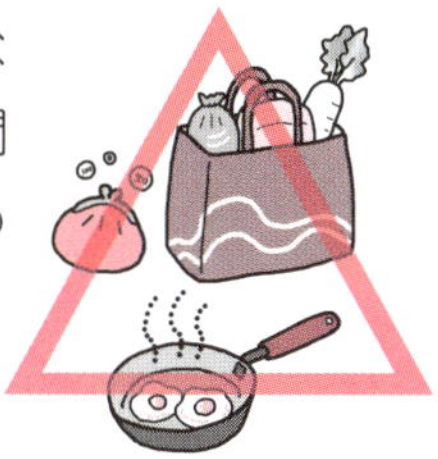

適切な治療を受けることで、認知症の発症を遅らせたり、MCIの前の状態に戻る可能性もある

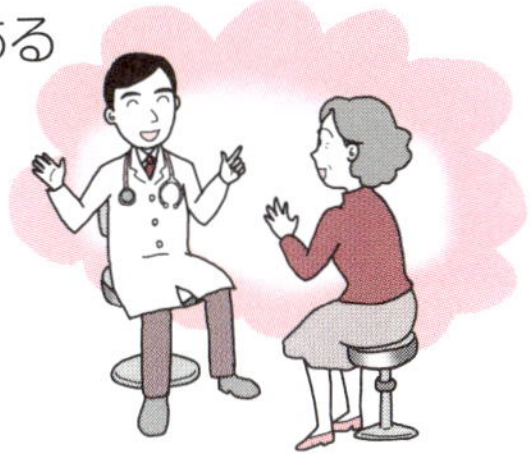

認知症

基本的ADLが行えない

・食事をしたことを忘れる
・トイレの場所がわからなくなる
・セーターに足を通す　など

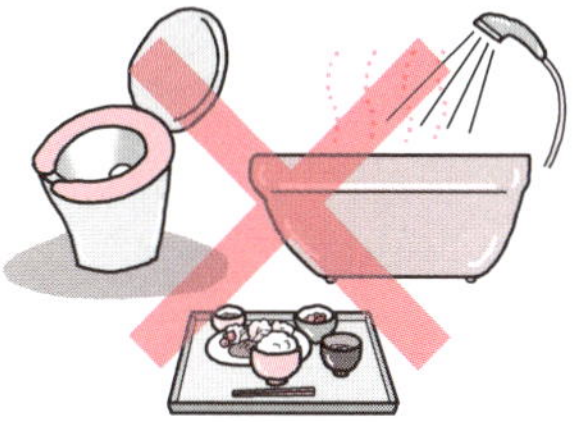

手段的ADLが行えない

・鍋を火にかけっぱなしにしたのを忘れる
・買い物のたびに同じ物を買う
・買い物に必要な小銭がわからなくなる　など

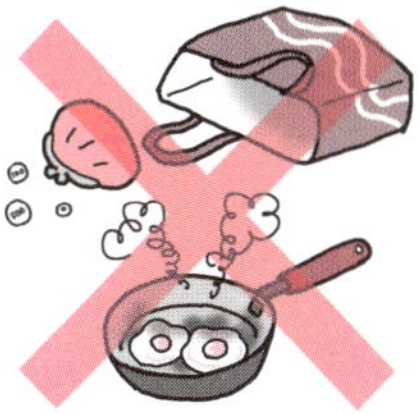

治療によって症状の進行を遅らせることはできるが、今のところ完治することはない

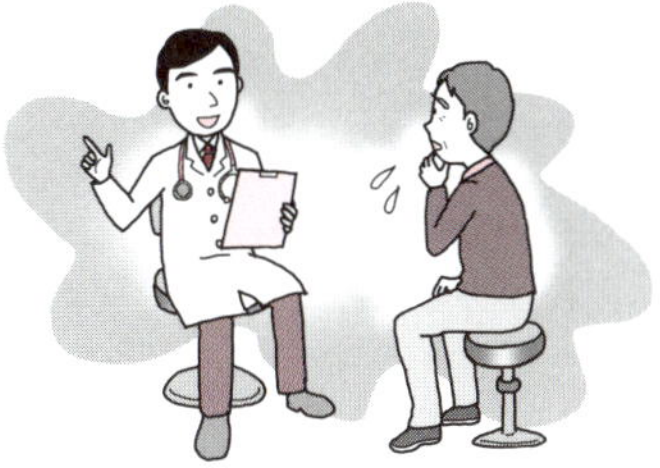

Q12 生活習慣病があると軽度認知障害になりやすいのですか？

生活習慣病になると、血液の循環が悪くなったり血管がもろくなったりして脳に悪い影響を与え、軽度認知障害を引き起こしやすくなります。

軽度認知障害には生活習慣が大きくかかわる

軽度認知障害になりやすいのは、血管にダメージを与える生活習慣病（糖尿病、高血圧、脂質異常症、肥満症、脳血管疾患など）だけではありません。睡《すい》眠《みん》時《じ》無《む》呼《こ》吸《きゅう》症《しょう》候《こう》群《ぐん》やうつ病などの病気や頭への外傷も発症リスクとなります。また、生活習慣においては運動不足や喫煙などの影響も大きく、特に中年以降の長年にわたる喫煙は、吸わない人に比べて１・５倍程度も軽度認知障害になりやすいといわれています。

軽度認知障害になりやすい主な原因

糖尿病

血管がもろくなって血液の循環が悪くなり、脳に十分な酸素や栄養が届かなくなる。

長期間、血管が障害され続けると、脳血管の病気（脳梗塞、脳出血など）が起こりやすくなり、脳の神経細胞がダメージを受けて認知症のリスクを高める

肥満症

内臓脂肪が溜まって高血圧や脂肪肝などを引き起こしたり、皮下脂肪が溜まって睡眠時無呼吸症候群などを引き起こすことで、軽度認知障害の引き金となる

脳血管疾患

（脳梗塞、脳出血、くも膜下出血）

脳の血管が詰まったり破れたりして、その先の血管に血液が流れなくなり、脳の細胞が死滅する

高血圧

高血圧によって動脈硬化など血管に障害が起き、脳血管の病気を起こしやすくなる。

糖尿病を合併している場合は、腎臓の障害によって尿が作れなくなり体液がたまるため、さらに血圧が上がりやすくなる

脂質異常症

血液中のコレステロールや中性脂肪などの脂質が多いため、動脈硬化を引き起こしやすくなり、脳血管の病気の原因となる

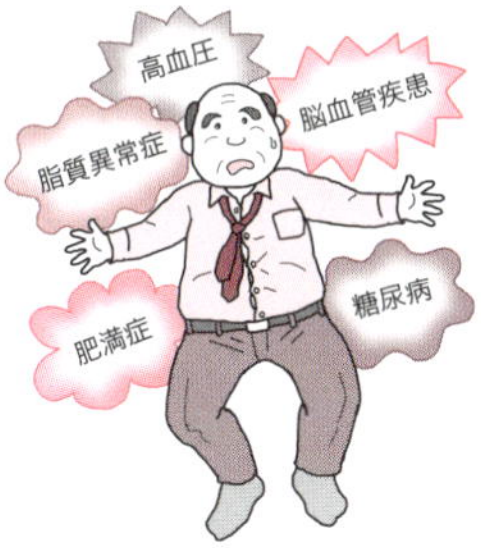

そのほか関連する疾患など

- うつ病
- 双極性障害（躁うつ病）
- 歯周病
- 頭部外傷
- 睡眠時無呼吸症候群
- メタボリックシンドローム

生活習慣に関連するもの

- 喫煙
- 多量の飲酒

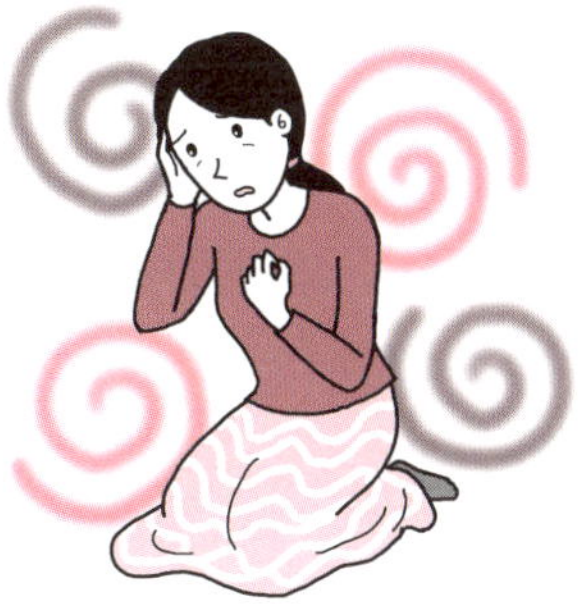

Q13

どんな生活をすると軽度認知障害になりやすいですか？

生活習慣病を引き起こすような生活や、脳に刺激を与えずに毎日ボーッと暮らしていると、軽度認知障害を引き起こしやすくなります。

自由気ままな生活を続けていると軽度認知障害に

定年を迎えて社会生活から離れると、時間が有り余って一日中ダラダラと過ごしてしまいがちです。用がなければ家から一歩も出ず、体も動かさず、人とコミュニケーションをとることもなく、好きなだけ食べて好きなだけ飲酒する。これでは、軽度認知障害に向かって一直線に進んでいるようなものです。脳は、適切な刺激に喜びや楽しさを感じるようにできています。日々の生活に意欲的に取り組み、脳にも体にも刺激を与えましょう。

こんな生活が軽度認知障害をまねく

暴飲暴食をしがち

食べたいものを食べるだけ食べて運動しないと、認知症の引き金であるメタボリックシンドロームになってしまいます。

間食にはスイーツが欠かせない

スイーツは糖質と脂質でできています。たまのご褒美に食べる程度にとどめましょう。

炭水化物と揚げ物が大好物

糖質と脂質を多量に食べると、血管を傷つける原因になります。

毎日の飲酒が習慣になっている

多量の飲酒も認知症の原因になります。飲まない日を決めて、適量にとどめましょう。

気がつくとボーッとテレビを観ている

時間をもてあまして何となくテレビを観ていると、一方的に流れてくる情報を受け入れるだけになって、思考する能力が失われます。

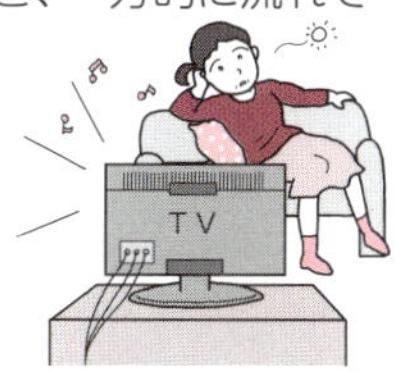

喫煙している

喫煙は認知症を引き起こすだけでなく、さまざまな病気の原因となります。

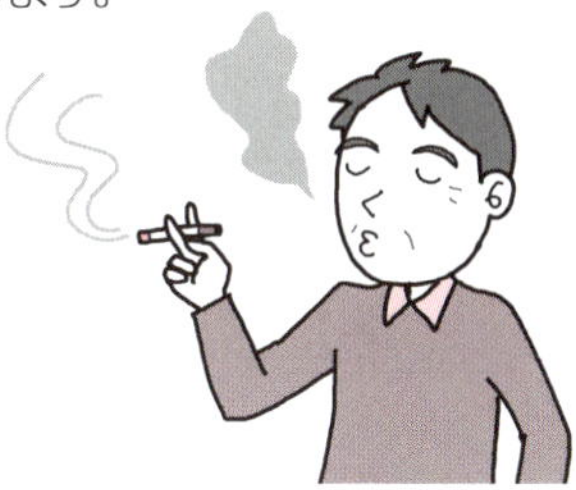

家から出ることがほとんどない

近所に買い物に行く以外、家の中でゴロゴロしているような生活では、脳にも体にも刺激がなくなります。

雑談をする相手がいない

用がなければ誰とも話さず、家族とも必要最低限の言葉しか交わしてないと、コミュニケーション能力が衰えて、脳への刺激がなくなります。

世の中のことに興味がない

テレビから流れてくるニュースも人ごとで、近所でのできごとや家族のことにも興味がなくなると、感情の起伏がなくなり、ついには自分自身のことまでどうでもよくなってしまいます。

Q14 軽度認知障害はどうして早期発見が重要なのですか？

軽度認知障害は、認知症になる一歩手前の段階です。前述したように、この段階であればリバーターになる可能性もあるのです。

軽度認知障害は長い年月を経て認知症へと進展する

認知症は、軽度認知障害の段階から10～20年かかって発症するといわれています。つまり、この間に治療やトレーニングを行えば認知症を発症せずにすむ可能性があり、認知症にならずに老後を送れる最後のチャンスであるともいえます。また、認知症の原因となる病気によっては完治することもあります。軽い記憶障害を老化と決めつけず、まずは専門家の診断を仰いでリバーターへのチャンスを掴みましょう。

・・・軽度認知障害の早期発見が大切な理由・・・

薬物治療やトレーニングの効果が期待できる

軽度認知障害（MCI）の原因に適した薬物治療を行うことで、将来的な治療方針が立てられるだけでなく、トレーニングや生活習慣の改善で、以前の状態に戻ることもある

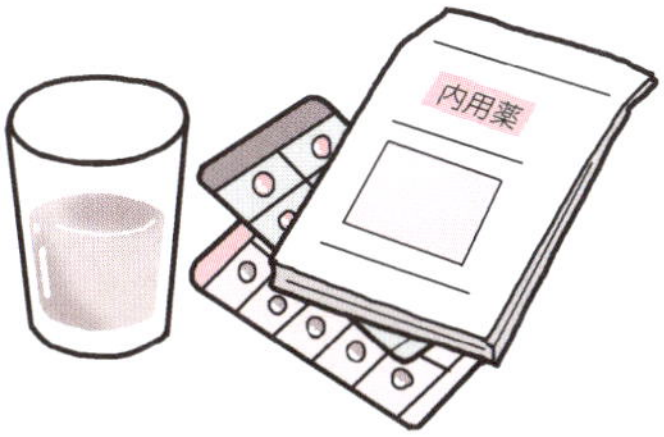

治療が可能な認知症もある

軽度認知障害（MCI）の原因が、脳腫瘍、慢性硬膜下血腫、正常圧水頭症、脳血管障害などである場合、早期に治療すれば回復が見込める

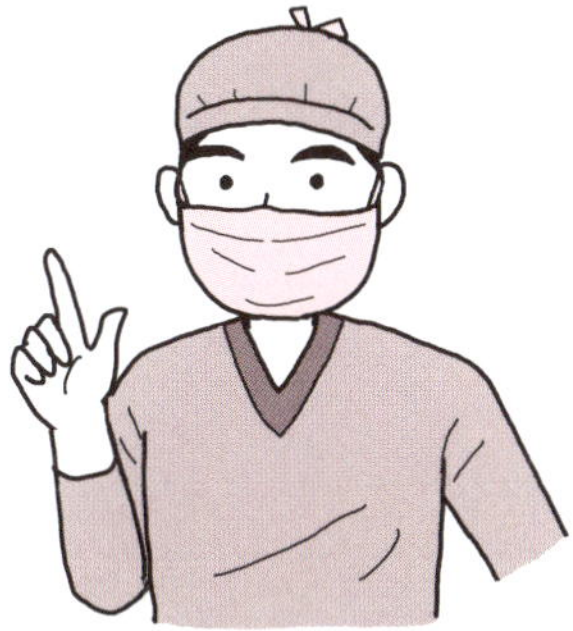

治療開始が早ければ認知症を発症せずにすむこともある

（アルツハイマー型認知症の場合のイメージ）

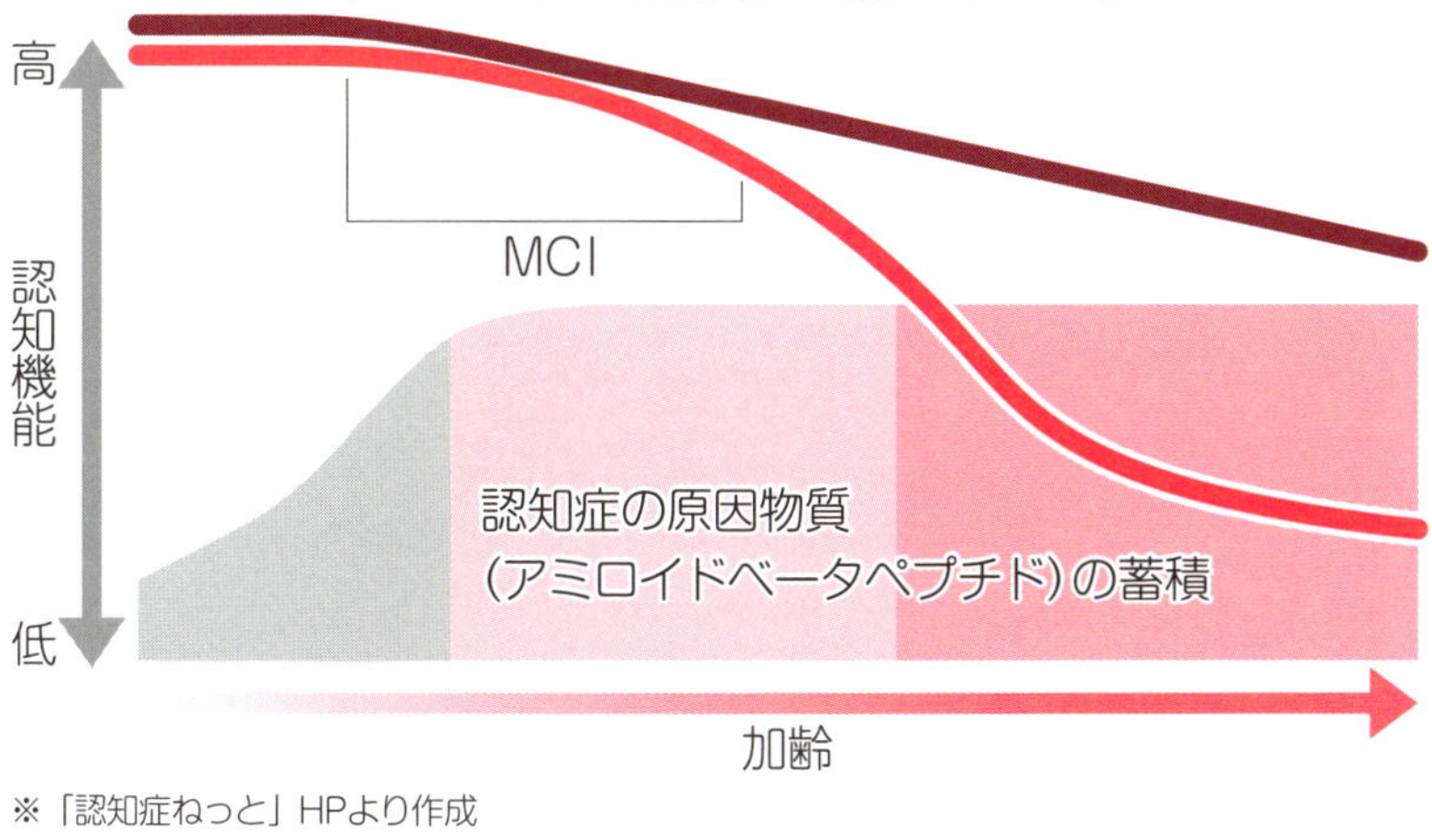

※「認知症ねっと」HPより作成

Q15

軽度認知障害から元に戻る方法はありますか？

基本的に規則正しい生活や活発な社会生活を送ることに加え、身体トレーニングと認知機能のトレーニングを効果的に行うことで健常に戻ることができます。

頭と体を同時に鍛えることで高い効果が得られる

まずは、生活習慣病になるような生活をあらため、食生活の改善と睡眠の質を上げることが大切です。それとあわせて、計算やパズルなど脳を活性化させるためのトレーニングで認知機能を鍛えます。認知機能のトレーニングは、身体トレーニングと同時に行うことで効果が高くなるので、考えながら体を動かすとよいでしょう。こうしたトレーニングや正しい生活の習慣づけは家族の協力を得ることで効果がアップします。

これらの習慣づけが軽度認知障害から戻してくれる

認知機能のトレーニング

計算、漢字ドリル、パズル、しりとりなど、脳に刺激を与えるトレーニングを行うことで、脳が活性化します。また認知機能訓練は、身体運動とあわせて行うことで効果が高くなります。

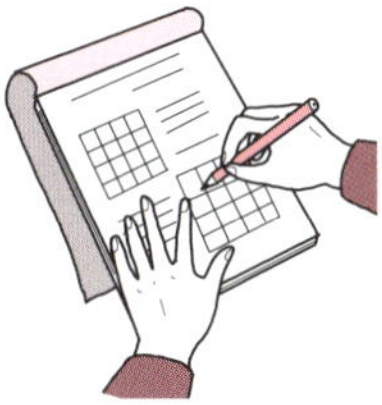

身体トレーニング

運動習慣がある中高年者の場合、認知症の発症率が低下するという報告があります。特に、有酸素運動は生活習慣病の改善にも最適です。

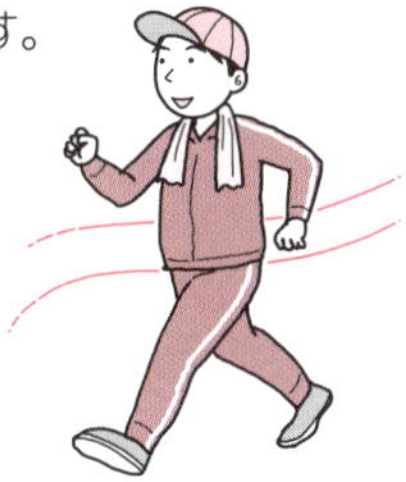

食生活の改善

バランスの良い食事が老化を予防します。炭水化物中心の高カロリーの食事を避け、良質で適度な脂質や、たんぱく質、ビタミン、ミネラルをとりましょう。

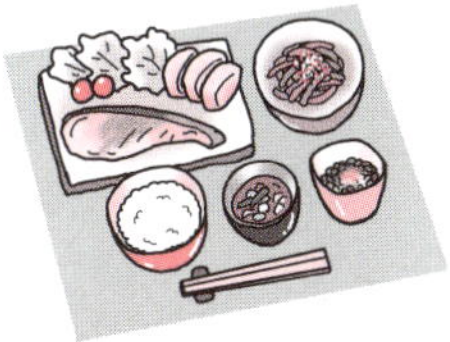

人づきあい

人づきあいは難しいものですが、相手の気持ちを汲み取ったりコミュニケーションを交わすことで脳が刺激されます。

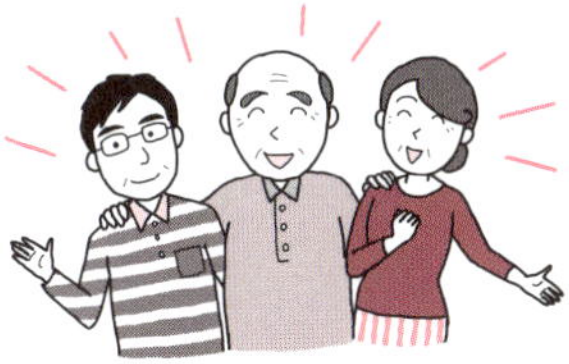

睡眠の質を上げる

睡眠の質がよくないと、アルツハイマー病の原因物質が脳に蓄積するといわれています。睡眠の質を上げるための工夫をしましょう。

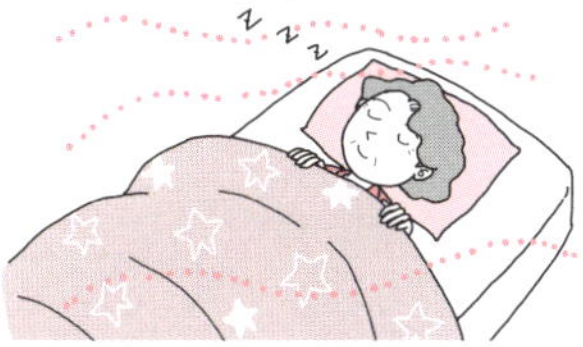

薬物療法

早い段階で軽度認知障害（MCI）と診断されれば、適切な薬で症状を抑えたり改善させたりすることができます。

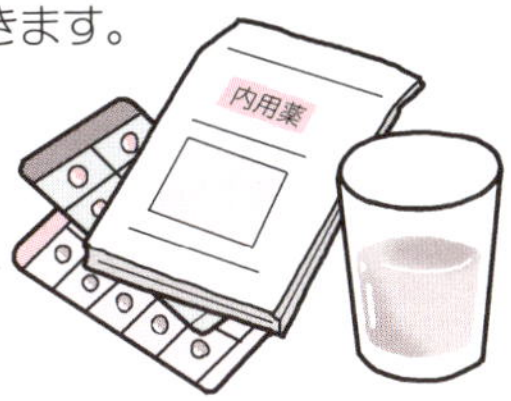

Q16 軽度認知障害かもしれないと思ったらどうしたらいいですか？

まずは、これまでの病歴を把握しているかかりつけ医に相談してみましょう。不安な症状などを話して、専門医を紹介してもらうとよいでしょう。

かかりつけ医を通してなら、これまでの病歴も専門医にきちんと伝わる

軽度認知障害の専門は、神経内科や心療内科です。医療機関によってはもの忘れ外来などを設置しているところもあるので、それらの診療科を直接訪ねてみるのも1つの方法ですが、まずは、かかりつけ医に相談してみましょう。軽度認知障害は、生活習慣病をはじめとするさまざまな疾患がかかわっているため、現在の状態を踏まえたうえで、かかりつけ医から専門医の紹介を受けることで、医師同士の情報が共有されるというメリットがあります。

第4章

認知症を予防する
22のTry《トライ》

Try1

大腸の環境を整えて認知症になりにくい脳と体をつくりましょう

腸内の環境は腸内フローラ（腸内細菌叢《ちょうないさいきんそう》）の状態に左右されます。腸内フローラは、肥満や糖尿病などの病気に広くかかわっていますが、脳の状態にも関係しているのです。

腸でつくられる幸福物質（幸せホルモン）が脳に影響を与える

バランスの良い食事が生活習慣病の改善に必要であることは前述しましたが、それだけでなく、大腸の環境は認知症になりにくくするためにも重要です。精神の安定に関わるセロトニンという物質は、約9割が腸でつくられます。そして、この情報が脳に伝わって脳の活性化に影響を与えるのです。セロトニンが十分につくられるには腸内環境が良好でなければならず、そのためにもバランスの良い食事は欠かせません。

セロトニン（幸福物質）が脳を活性化させるしくみ

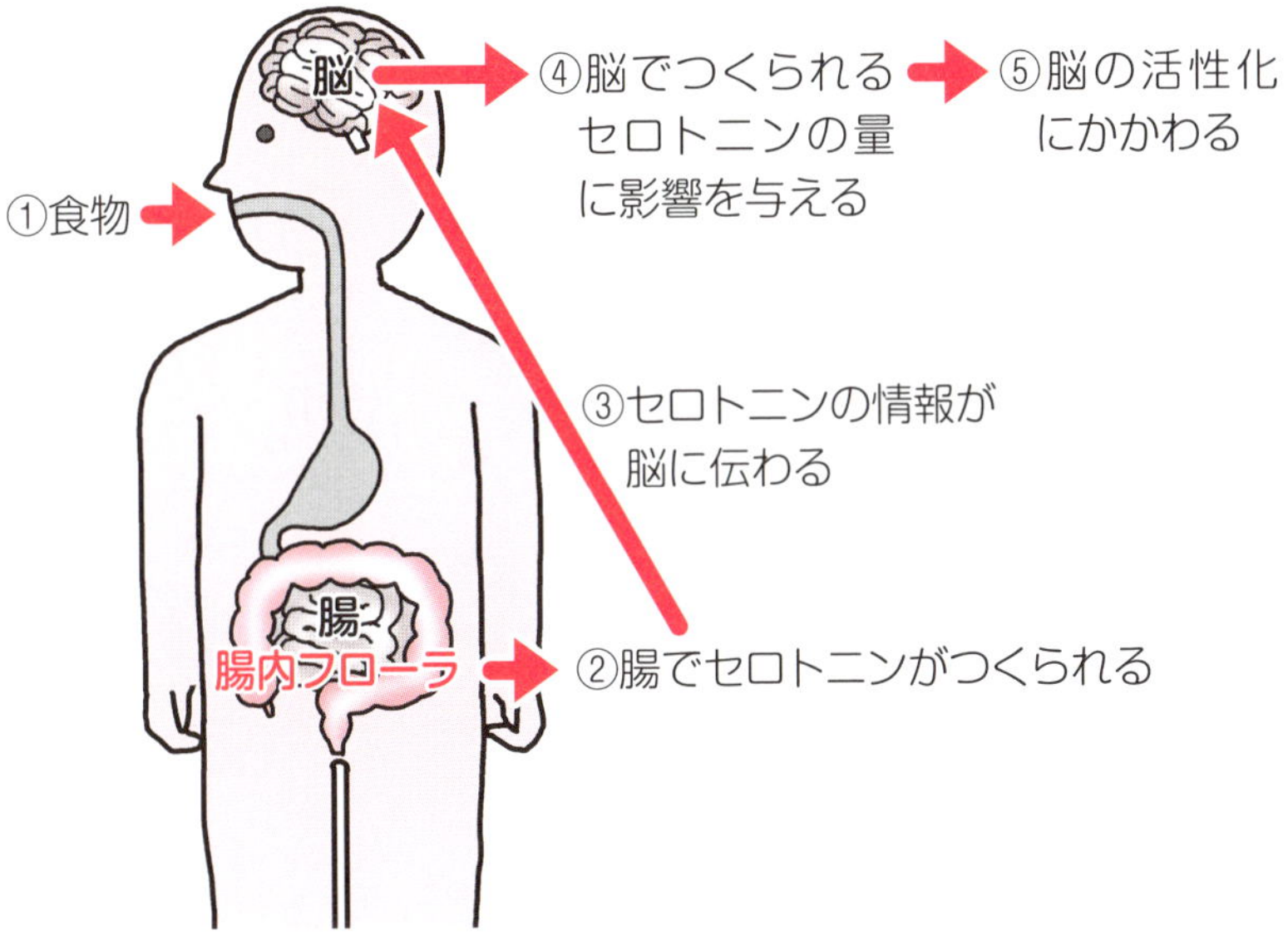

セロトニンが不足すると……

- 脳の機能低下
- ストレス障害
- うつ状態
- 睡眠障害
- 消化機能の低下
- 排便への影響
- 体温調節の不具合

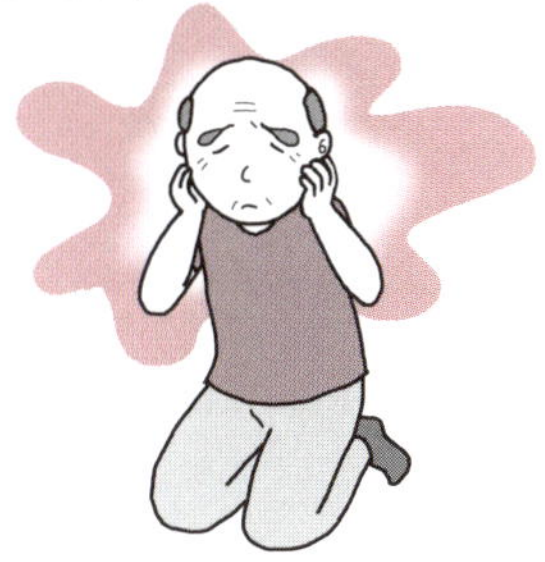

セロトニンを増やすには……

- セロトニンの材料となる食物を摂る（魚、肉、大豆製品、卵、ナッツ、バナナなど）
- リズム運動（一定のリズムで同じ動作を繰り返す）を行う（ウォーキング、スクワットなど）
- 朝、太陽光を浴びる

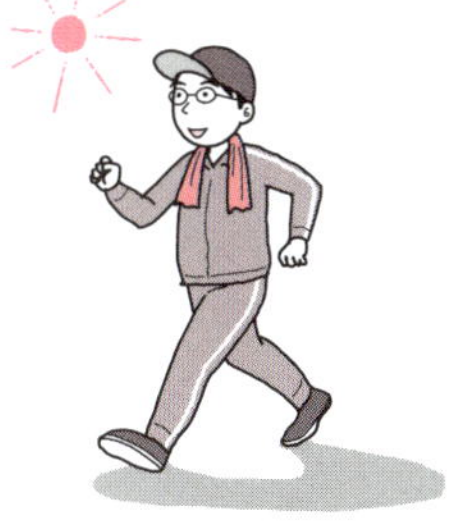

Try2

認知症になりにくい食事を長期間続けましょう

バランスのとれた食事をよく噛んでゆっくり食べることが食事の基本です。ゆっくり時間をかけて食べることで、血糖値の急上昇を抑えることができます。

認知症予防のための食事は生活習慣病予防の食事とほぼ同じ

認知症を予防するための食事とは、まず、原因となる病気を引き起こさないための食事です。老いても自力で歩ける体づくりのためのたんぱく質や、腸内環境を整えるための食物繊維を十分に摂り、食物を脳や体のエネルギーへと変換するのに必要な脂質やビタミン類も積極的に摂ります。これらをよく噛んでゆっくり食べ、腹六～八分目に抑えましょう。こうした食事療法は、長期間続けることで効果が現れます。

認知症予防のための食事療法のポイント

①たんぱく質をたくさん摂る

(魚、肉、大豆製品、卵、納豆など)

人間の体の組織は、ほとんどがたんぱく質からできています。たんぱく質が減少すると筋肉が落ちて自分の力で立ち上がることができなくなります(サルコペニア)。

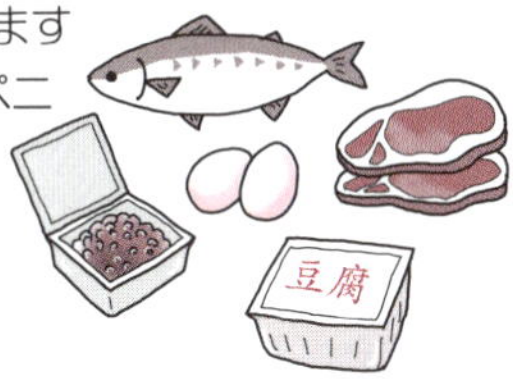

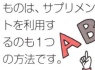

②糖質を抑える

(炭水化物、果物、お菓子など)

糖質を摂りすぎると、中性脂肪として体に蓄えられたり、高血糖になって糖尿病などを引き起こします。

糖質は、1日に150g程度に抑えましょう。

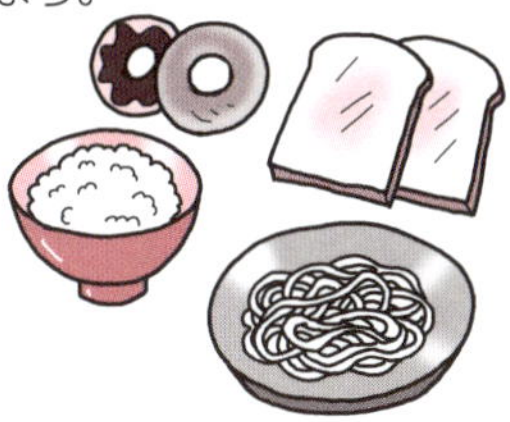

③必《ひっ》須《す》脂《し》肪《ぼう》酸《さん》をたくさん摂る

(青魚、えごま油、亜麻仁油、ココナッツオイル、牛乳、乳製品など)

必須脂肪酸(体のなかでつくることができない脂肪酸)のオメガ3や、脳のエネルギー源に変換されやすい中《ちゅう》鎖《さ》脂《し》肪《ぼう》酸《さん》を摂りましょう。

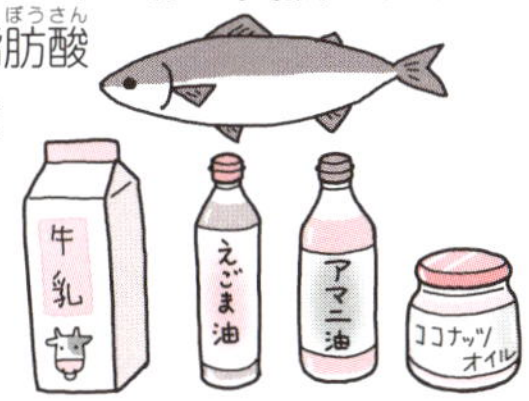

④必要なビタミンをできるだけ摂る

(ビタミンA・C・E、B群、D群など)

ビタミン類が不足すると、エネルギーが生産されにくくなります。食事だけで必要量が摂取できないものは、サプリメントを利用するのも1つの方法です。

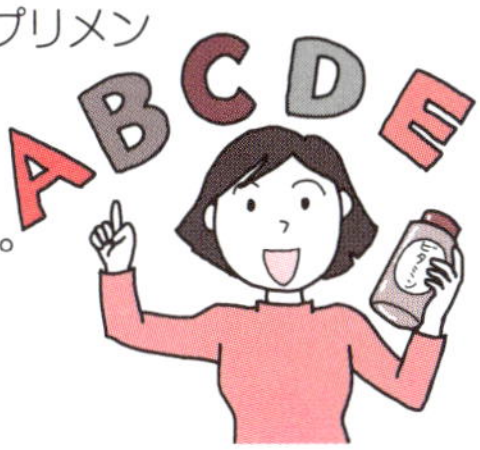

⑤食物繊維をたくさん摂る

(オリゴ糖、ヨーグルト、発酵食品など)

食物繊維は腸内細菌の餌となります。餌がなければ腸内細菌が増えず、腸の環境を整えることができません。

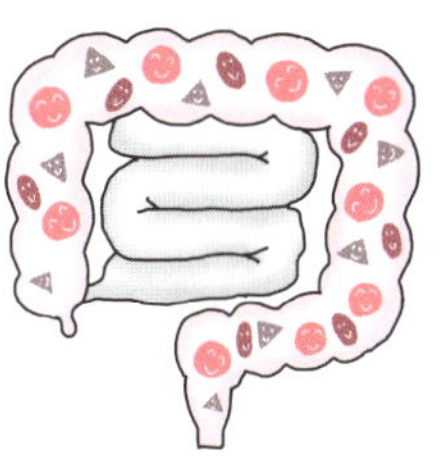

Try 3

良質なたんぱく質を十分に摂りましょう

人間の体の組織は、ほとんどがたんぱく質でできています。脳の細胞もその１つで、新陳代謝に必要なたんぱく質が不足すると、脳の機能が低下してしまいます。

体内でつくられない成分を多く含むたんぱく質を十分に摂る

たんぱく質は、さまざまなアミノ酸で構成されていますが、その構成は食品によって異なります。良質なたんぱく質とは、体内でつくりだせない必須アミノ酸をバランスよく含む食品のことで、この必須アミノ酸９種類が含まれる割合を示す数値（プロテインスコア）が１００または１００に近いほど良質であるといえます。良質なたんぱく質を、毎日、十分な量（厚生労働省の推奨値は、成人男性60ｇ／日、成人女性55ｇ／日）摂りましょう。

良質なたんぱく質とは

プロテインスコア

たんぱく質に含まれる必須アミノ酸の割合を示す数値で100または100に近いほど良質なたんぱく質であるといえる

※必須アミノ酸とは体内でつくることができないアミノ酸のことで、9種類ある

【プロテインスコア100の食品】大豆、卵、牛乳、牛肉、豚肉（豚肉、豚レバー）、鶏肉（鶏肉、鶏レバー）、あじ、あなご、あゆ、いわし、カツオ、カレイ、鮭、ブリ、鰹節、シジミ　など

1食あたりに摂ることができるたんぱく質のめやす

（1日の摂取量は男性60g／女性55gをめやすに）

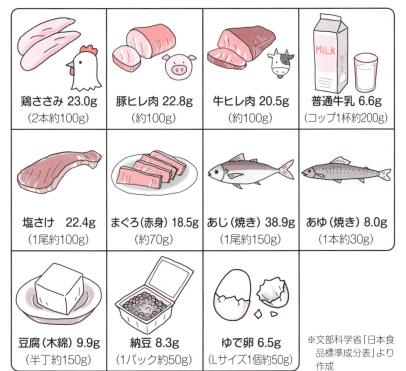

鶏ささみ 23.0g（2本約100g）	**豚ヒレ肉 22.8g**（約100g）	**牛ヒレ肉 20.5g**（約100g）	**普通牛乳 6.6g**（コップ1杯約200g）
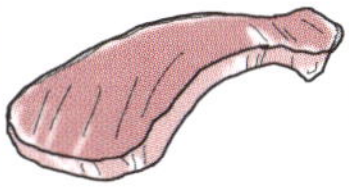		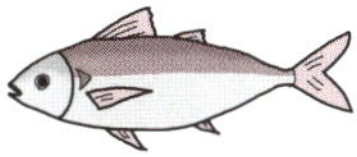	
塩さけ　22.4g（1尾約100g）	**まぐろ（赤身）18.5g**（約70g）	**あじ（焼き）38.9g**（1尾約150g）	**あゆ（焼き）8.0g**（1本約30g）

豆腐（木綿）9.9g（半丁約150g）	**納豆 8.3g**（1パック約50g）	**ゆで卵 6.5g**（Lサイズ1個約50g）	※文部科学省「日本食品標準成分表」より作成

Try 4

糖質を摂り過ぎないように注意しましょう

糖質は脳や体を動かすためのエネルギーとなります。しかし、摂りすぎると血糖値が急激に上がり、高い状態が続くと脳の認知機能を低下させてしまいます。

糖質の摂りすぎは生活習慣病だけでなく脳への直接的なダメージとなる

食事で上昇した血糖値はインスリンによって下げられます。その後、血糖値が下がりすぎないようにインスリン分解酵素が出るのですが、この酵素にはアルツハイマー型認知症でみられるアミロイドβという老廃物を分解する働きもあります。しかし、血糖値が高い状態が続くと老廃物を分解する余力がなくなり、脳内に蓄積されて認知機能が低下してしまうのです。糖質の多い食品は量や種類に気を配り、食物繊維を先に食べるなど工夫しましょう。

高血糖によって認知機能が低下する

血糖値が上がる

↓ 血糖値を下げるために
インスリンが分泌される

糖尿病などでインスリンの働きが悪い（インスリン抵抗性）場合

↓

脳内の神経細胞へブドウ糖を
取り込むための作用が弱くなる

↓

脳のエネルギー源である
ブドウ糖が不足する

↓

血糖値が下がらなくなり、
インスリンの分泌量が増える

↓

インスリン分解酵素が
大量に消費される

↓

インスリンの分解が優先される
ため脳内のアミロイドβが
除去されず蓄積される

↓

認知機能が衰える

1食あたりに摂取する糖質のめやす

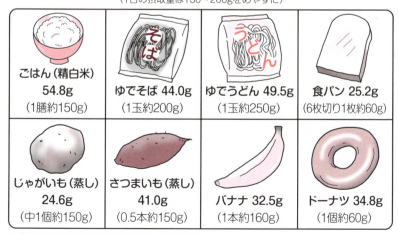

（1日の摂取量は130～200gをめやすに）

 ごはん（精白米） 54.8g （1膳約150g）	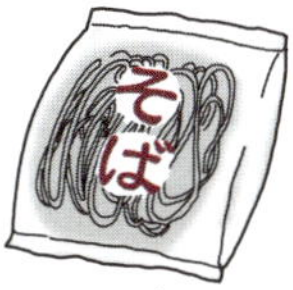 ゆでそば 44.0g （1玉約200g）	 ゆでうどん 49.5g （1玉約250g）	 食パン 25.2g （6枚切り1枚約60g）
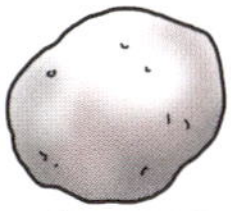 じゃがいも（蒸し） 24.6g （中1個約150g）	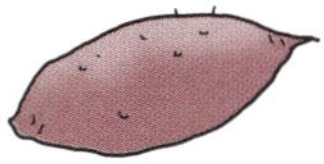 さつまいも（蒸し） 41.0g （0.5本約150g）	 バナナ 32.5g （1本約160g）	 ドーナツ 34.8g （1個約60g）

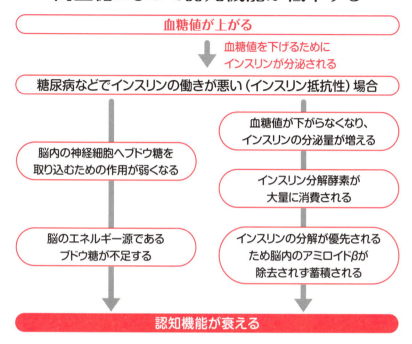

※文部科学省「日本食品標準成分表」より作成

Try 5

良質な油を摂って脳の働きを活性化させましょう

脂質の中には積極的に摂ったほうがよい油もあります。特に、アルツハイマー型認知症の場合、中《ちゅう》鎖《さ》脂《し》肪酸《ぼうさん》は脳のエネルギーとしてプラスに働きます。

適切な量と使い方で脳を活性化させる

認知症によいとされている脂質は、青魚や亜麻仁油などに含まれるオメガ3系の脂肪酸と、ココナッツオイルやパーム油などに含まれる中鎖脂肪酸です。特に、中鎖脂肪酸は脳のエネルギーとなるケトン体を効率よくつくりだすため、アルツハイマー型認知症の場合には効果が高いといわれています。ただし、これらの脂質は熱に弱く、摂りすぎは生活習慣病の原因となるため、適量を用いることが大切です。

オメガ3系の脂肪酸と中鎖脂肪酸の特徴

	オメガ3系の脂肪酸	中鎖脂肪酸
含まれる食品	・魚類（アジ、サバ、サンマなど） ・植物（亜麻仁油、えごま油、クルミなど）	・ココナッツオイル、パーム油（含有量は約60%） ・牛乳、乳製品（含有量は約8%） ・MCTオイル（中鎖脂肪酸100%のオイル）
効果	・血中の中性脂肪を下げる ・動脈硬化を防ぐ ・免疫機能を高める ・アレルギー症状を緩和する ・うつ病に効果がある	・速やかにエネルギーに変換されるため、体脂肪として蓄積しにくい ・脳のエネルギー源であるケトン体に変換されやすい
注意点	・熱に弱いため、揚げ物には向かない ・植物油ならドレッシング、魚類なら生か焼き魚で食べる	・加熱すると煙が出やすいので、揚げ物や炒め物には向かない ・ドレッシングや和え物に使ったり、料理にかけて食べる

食物が脳のエネルギーに変換されるしくみ（アルツハイマー型認知症の人の場合）

アルツハイマー病の場合…

脳のエネルギーとなる
糖質を摂取

↓

インスリンが働きにくいため
ブドウ糖を代謝できない

↓

脳のエネルギーが不足して
認知機能が低下する

中鎖脂肪酸を摂取すると…

中鎖脂肪酸が
直接肝臓に届く

↓

短時間で、脳や心筋などの
エネルギー源である
ケトン体に代謝される

↓

脳のエネルギー不足を補い、
認知機能を向上させる

●食生活

Try 6

塩分を摂り過ぎないように注意しましょう

塩分を摂り過ぎると、血圧が高くなり血管を傷つける原因となります。高血圧は脳血管性認知症のリスクを高めることになるのです。

塩分はさまざまな食品に入っている

塩分の主成分であるナトリウムは、体内の水分バランスを維持する働きをしており、塩分濃度が高くなると、それを薄めるために水分を取り込み血液量が増大します。これにより血管の壁に大きな圧力がかかり、血圧が上昇するのです。塩分は調味料だけでなく、さまざまな加工食品に含まれています。高血圧を予防するために、適正な量（日本高血圧学会では成人男女とも1日6g未満を推奨）を超えないよう、隠れた塩分にも気を配りましょう。

塩分の摂り過ぎが脳血管性認知症を引き起こす

塩分の摂りすぎで血液中の塩分濃度が高くなる

↓

濃度を下げるために水分を取り込む

↓

血液の量が増大して血圧が上がる（高血圧）

↓

血管が傷つき脆くなる

↓

脳血管性認知症の原因となる

1食あたりに摂る食塩相当量のめやす

（1日の摂取量は6g未満をめやすに）

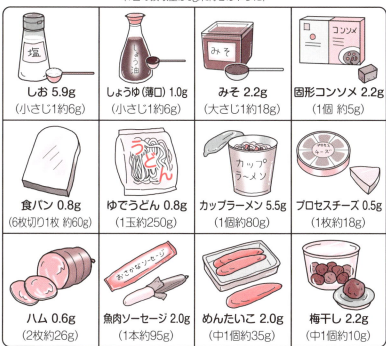

しお 5.9g
（小さじ1約6g）

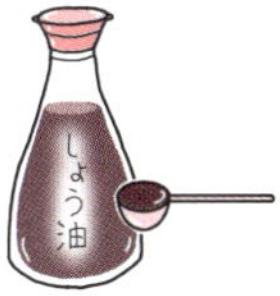

しょうゆ（薄口）1.0g
（小さじ1約6g）

みそ 2.2g
（大さじ1約18g）

固形コンソメ 2.2g
（1個 約5g）

食パン 0.8g
（6枚切り1枚 約60g）

ゆでうどん 0.8g
（1玉約250g）

カップラーメン 5.5g
（1個約80g）

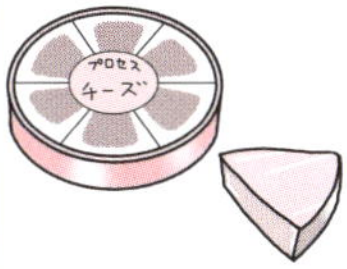

プロセスチーズ 0.5g
（1枚約18g）

ハム 0.6g
（2枚約26g）

魚肉ソーセージ 2.0g
（1本約95g）

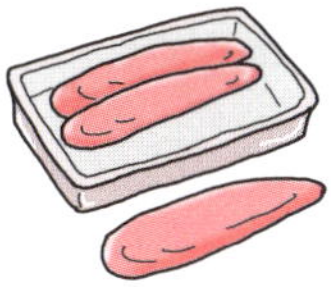
めんたいこ 2.0g
（中1個約35g）

梅干し 2.2g
（中1個約10g）

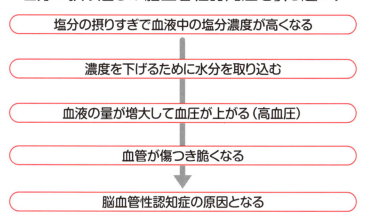

※文部科学省「日本食品標準成分表」より作成

Try 7

運動することで神経伝達物質《しんけいでんたつぶっしつ》を増やしましょう

脳は使わなければ退化し、逆に負荷をかければ活性化します。本来、人の脳は状況に応じて変化していく（可塑性《かそせい》）もので、このしくみの鍵となるのが神経伝達物質です。

神経伝達物質の活発な働きが脳の機能にかかわっている

海馬《かいば》（記憶を司る脳の部位）では、脳細胞が日々新しく生まれ変わっています。脳の情報は神経細胞同士の繋がりによって次々に伝えられていきますが、この情報を伝える役割を果たしているのが神経伝達物質です。この物質が減少したり動きが鈍くなったりすると、情報がうまく伝わらなくなり脳の働きが衰えます。神経伝達物質を活性化させて脳の機能を改善させるためには、適度な運動が必要であることがわかっています。

神経細胞のあいだをつなぐ神経伝達物質の役割

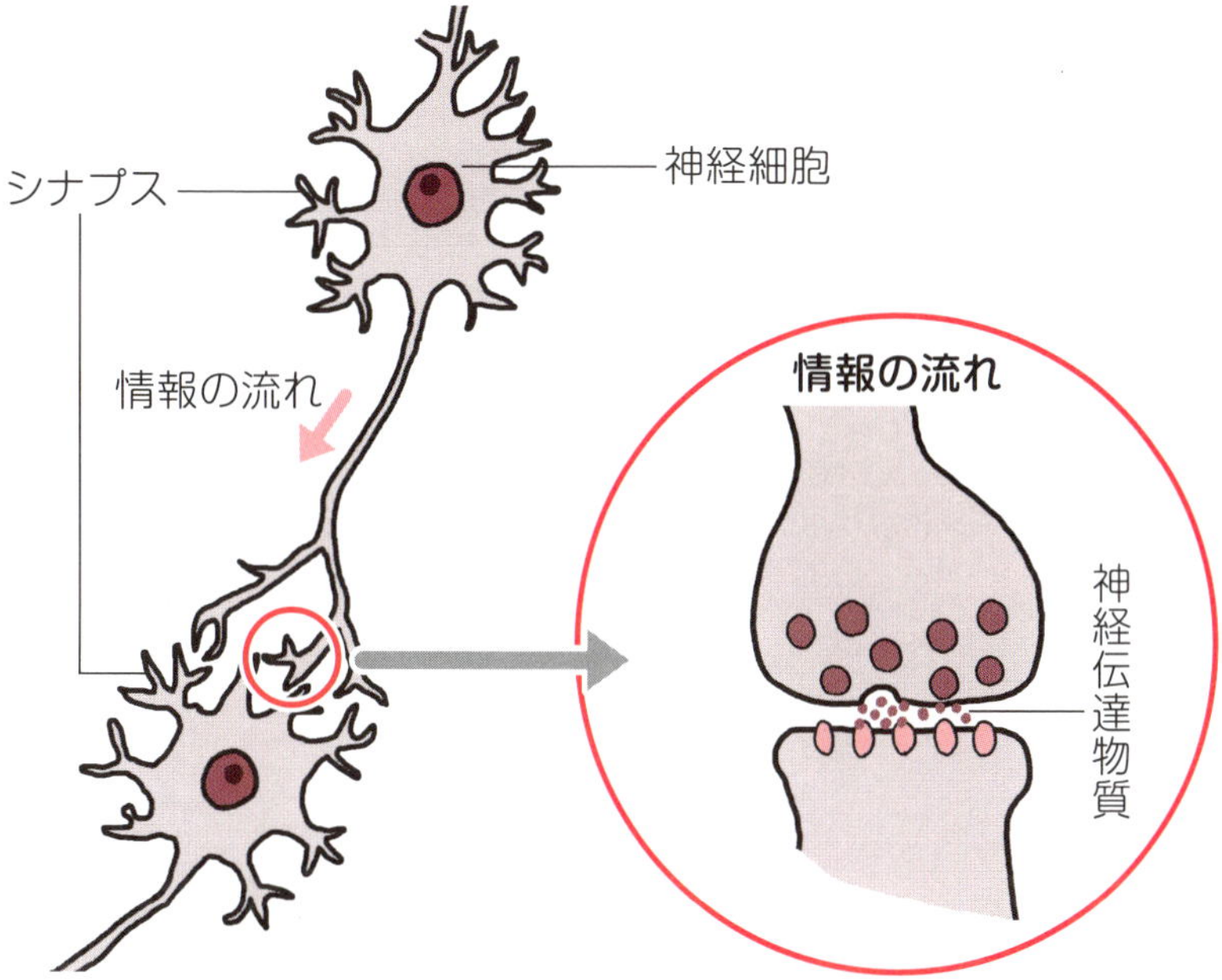

脳の神経細胞が退化したりダメージを受けたりして、神経伝達物質の流れが滞り、情報がうまく流れなくなる

↓

神経伝達物質が活性化したり、ダメージを受けていない別の神経細胞に情報が流れたりすることで、機能が回復・改善する

運動すると…

【神経伝達物質が活性化する】

・アセチルコリン（脳の海馬という部位の神経伝達物質で、記憶力の改善にかかわる）

・ドーパミン（快感や多幸感をもたらしたり、意欲的にさせる神経物質）

【血流が良くなる】

・酸素や栄養が脳に十分行き渡り、活性化する

【一酸化窒素を発生させる】

・一酸化窒素が血管を柔軟にする

Try 8

運動の基本である有酸素運動を行いましょう

有酸素運動は、認知症だけでなく、その原因となるさまざまな生活習慣病の予防にも有効です。1日30分、自分にあった適度な運動を行いましょう。

1日30分の有酸素運動を日々の運動の基本にする

有酸素運動を行うと、体内の糖質や脂肪が酸素といっしょに燃焼します。また、全身の血流がよくなることで脳の血流もアップし、脳細胞の増加を促したり、神経伝達物質を活性化して記憶機能に働きかけます。ウォーキング、ジョギング、水泳、サイクリングなど、自分に適した運動を、1日30分をめやすに行うとよいでしょう。軽めでもよいので毎日行うことが理想ですが、週に3回の運動を継続して効果が現れたという報告も上がっています。

ウォーキングの正しいやりかた

大股で歩くよう意識する

高齢者になると、内ももやお尻、ももの裏の筋肉が硬くなり、歩幅が小さくなる。

正しいフォームを意識しながら無理のない範囲で歩幅を広げると、筋肉の柔軟性も高めることができる

足の裏のつき方を意識する

かかとからつま先に重心を移動するようについていき、最後はつま先全体で地面を押すようにする。

外反母趾の人は、親指側に体重をのせないように気をつける

肘を曲げて、しっかりと後ろに引く

肘を引くと、歩幅が広くなりやすい。また、肘を引いて肩甲骨が動くことで骨盤が動きやすくなり、背中の筋肉を使うことで猫背の予防・改善にもなる

前を向いて背筋を伸ばす

視線は自然の高さにして前を向く。頭の真ん中を吊り上げられていると意識すると、背筋が真っ直ぐに伸びる

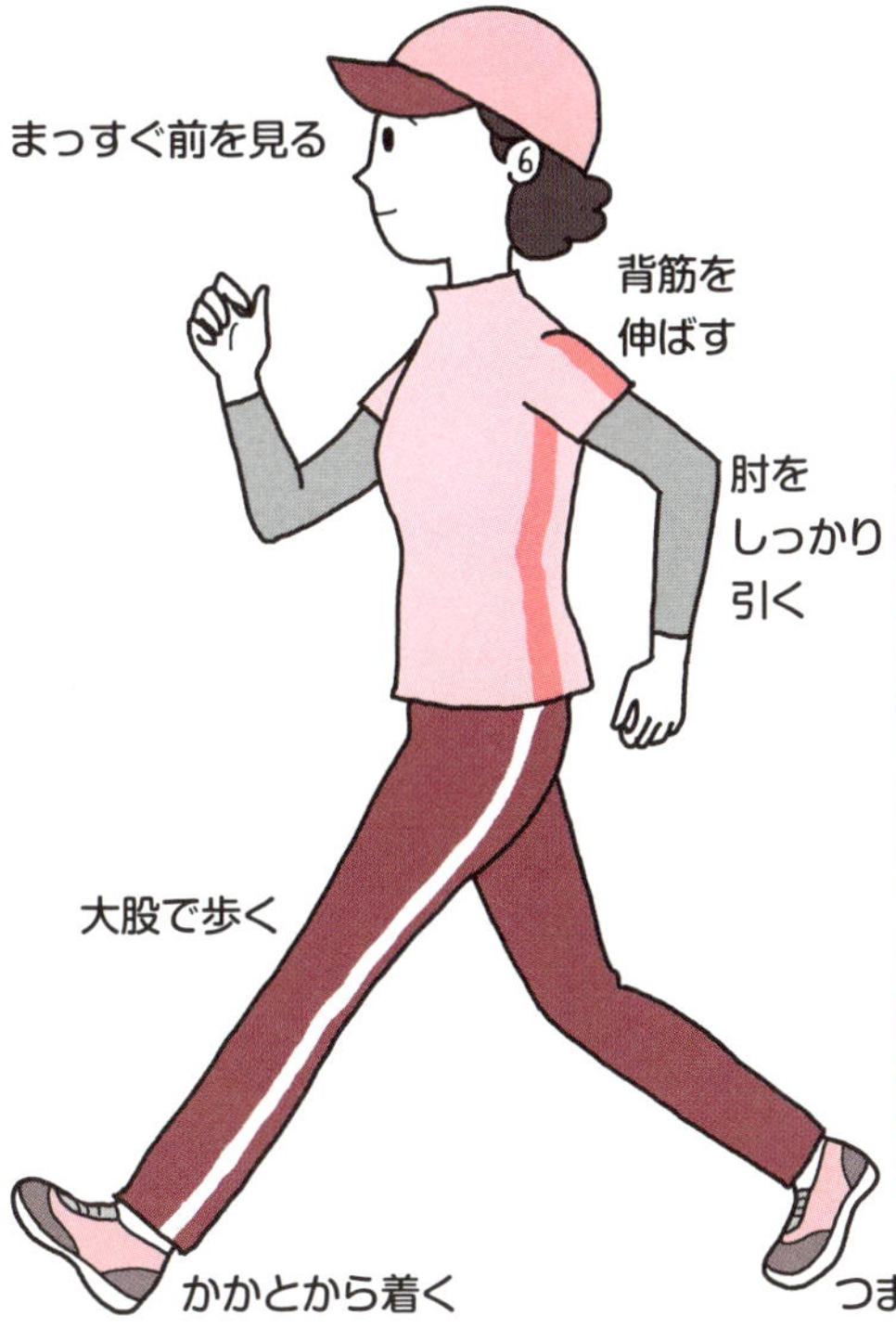

まっすぐ前を見る
背筋を
伸ばす
肘を
しっかり
引く
大股で歩く
かかとから着く
つま先全体で蹴る

ウォーキングを行うときの注意点

- 体調が悪いときは無理をしない
- 天気が悪いときは滑りやすい道などを避ける
- 適度に水分を取り、熱中症などに気をつける
- ノルマだと思わず、楽しいことを考えて行う
- 時間や距離にこだわりすぎない

Try 9

足腰に不安があるなら だれかといっしょに散歩しましょう

散歩も十分な有酸素運動になります。消費エネルギーはウォーキングに及びませんが、だれかと話しながら歩けば認知症予防の効果を高めることができます。

コミュニケーションをとりながら散歩をすると効果が高まる

ひざや足首、股関節などに痛みが出るような場合は、ウォーキングではなく散歩にしておきましょう。ふくらはぎを動かすことで血流がよくなり、一定のリズムで足を踏み出すことで幸福物質も分泌されます。ただ、認知症予防の効果を高めるなら、だれかといっしょに散歩しましょう。歩きながら目につくものについて話したり、通りにある障害物などに気をつけながら話を続けることで、脳のさまざまな領域が同時に刺激されます。

だれかと散歩すると認知症予防効果が高まる

散歩の効果

- ・ゆっくりでも血流は良くなる
- ・リズミカルに歩くことで幸福物質が分泌される
- ・かかとに刺激を与えることで骨から放出されるホルモンが血糖値を下げる

＋

誰かとコミュニケーションをとりながら歩くと認知症予防効果が高まる

前に散歩したときと何か違いがないか言い合ってみる

歩きながら目につくものについて話してみる

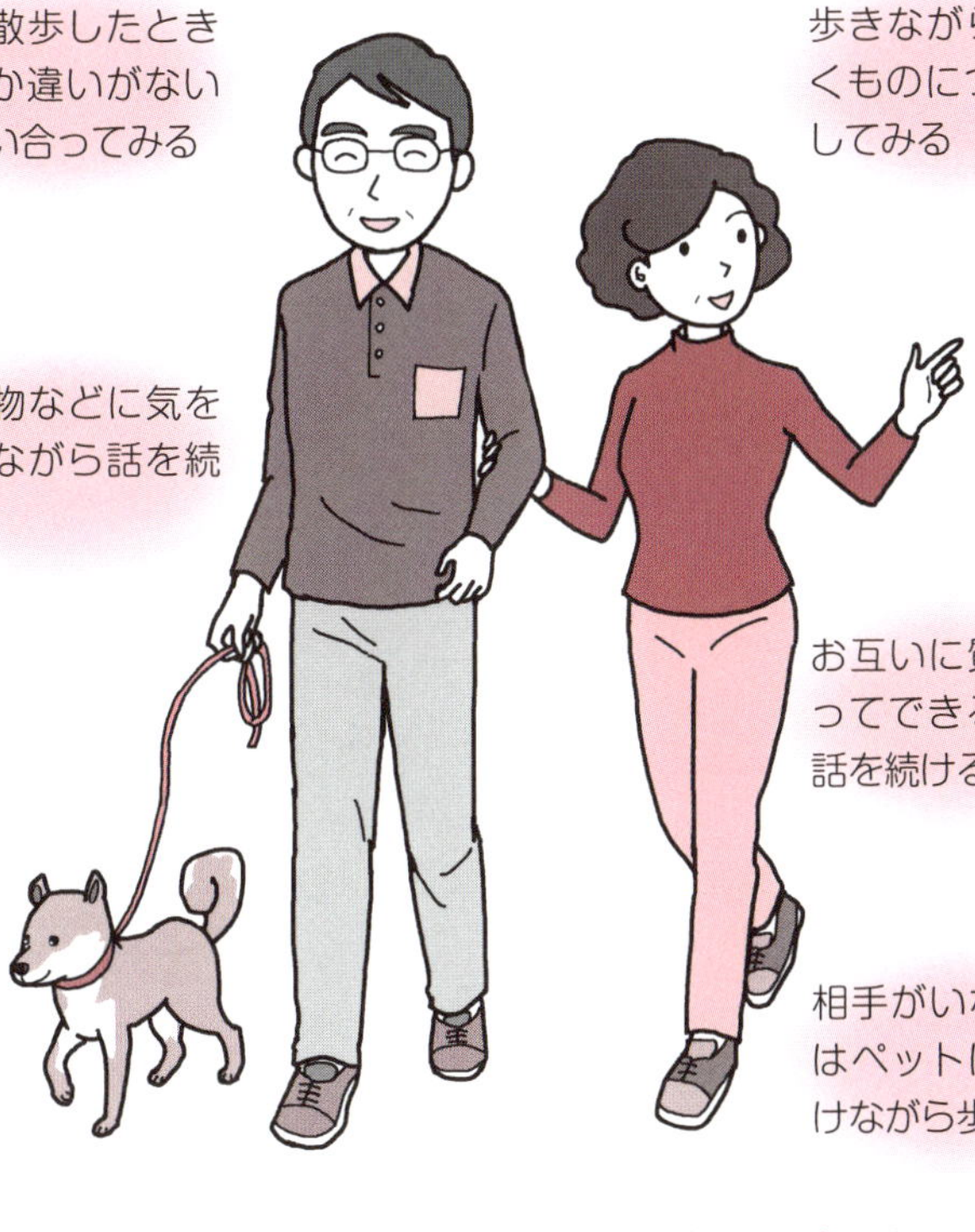

障害物などに気をつけながら話を続ける

お互いに質問しあってできるだけ会話を続ける

相手がいないときはペットに話しかけながら歩く

家族や友人と二人で、または何人かのグループで歩きましょう

●運動のポイント

Try10

いつまでも動ける体でいるために 適度な筋力トレーニングを行いましょう

筋力はエネルギーの消費量を増やすだけでなく、加齢による身体機能の低下をくい止めることで認知機能の改善に働きかけます。

筋力トレーニングは脳への刺激にもなる

年をとって筋力が衰えたり（サルコペニア）、加齢や病気などによって体が弱ってくる（フレイル）と、思うように体を動かすことができず社会とのかかわりが少なくなってきます。運動量の低下は身体機能の低下を招き、脳への刺激も少なくなって、認知機能の低下へとつながっていくのです。筋力トレーニングは、筋力をつけるだけでなく、脳への刺激にもなります。軽い負荷でも十分効果はあるので、できるところから始めましょう。

自宅でできる簡単な筋力トレーニング

筋トレを行う前は、ストレッチで関節や筋肉をほぐしましょう

・足首を回す　・つま先を手前に倒して足の裏を伸ばす
・アキレス腱を伸ばす　・両腕を回す　など

足を上げる

イスに浅く座り、片足をゆっくり水平に上げて膝を伸ばす。伸ばしたら、つま先を上に向け、ゆっくりと下ろす。反対側の足も同様にくり返す

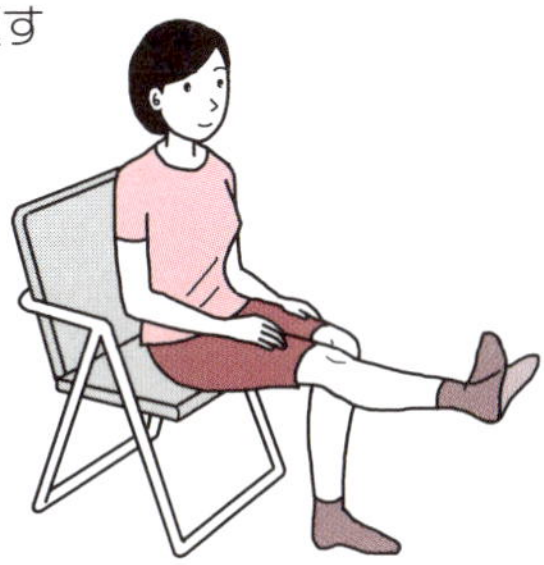

腰と背中をひねる

イスに座ったまま両腕を左右に上げ肘を曲げる。上体を左にひねり、左足の膝が右肘につくまで左太ももを持ち上げる。これを左右くり返す

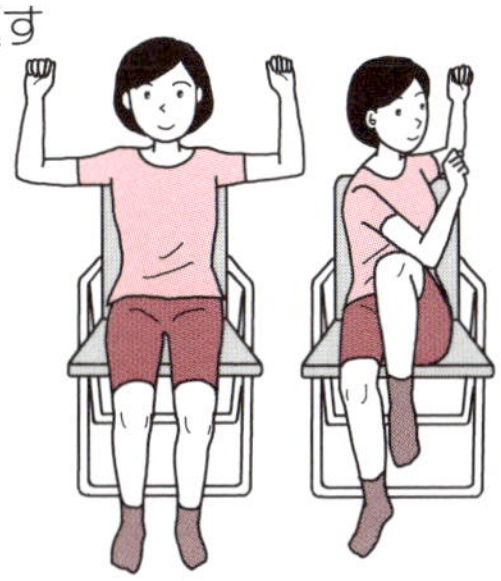

足を横に上げる

イスの背やテーブルにつかまってまっすぐに立ち、片足をゆっくりと真横に上げて、ゆっくり下ろす。これを左右の足でくり返す

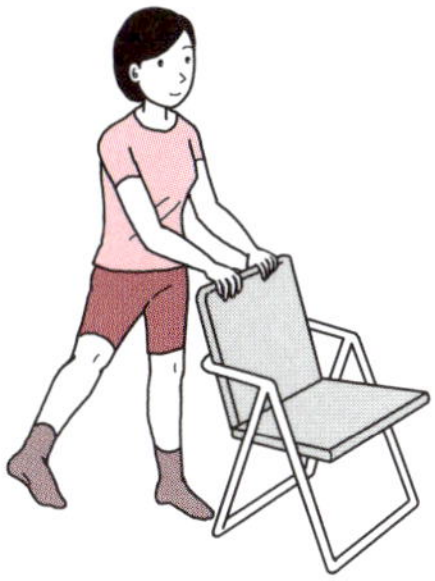

つま先立ち

イスの背につかまり、両足のかかとをゆっくりと上げて、ゆっくり下ろす。

また、体重をかけて勢いよく下ろすと、骨からホルモンが分泌されて血糖値が下がり、認知症の予防にもなる

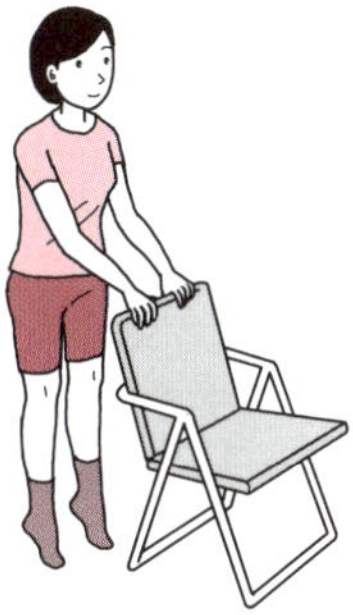

Try11

効果を上げるために体と脳を同時に鍛えましょう

2つ以上のことを同時に行う「ながら動作」は認知症予防の効果がありますが、普段やることのない2つ以上の動作を組み合わせることでも体と脳のトレーニングになります。

気づかぬうちに脳も使っている「ながら動作」

散歩しながらだれかと話をするのも「ながら動作」の1つですが、脳にさらに刺激を与えるためには、固定化された生活や習慣から少しだけずらした動作を行ってみることです。例えば、利き手とは反対の手で文字を書いてみたり、足踏みをしながら左右の腕をバラバラに動かしてみたり、向かい合った相手と左右逆の動きをしてみるなど、脳が混乱しそうな動作が効果的です。1日15分程度でよいので、できるだけだれかといっしょに行いましょう。

体を動かしながら脳も使う動作

歩きながら計算

歩きながら、100から順に7ずつ引いていく。7より小さい数字になったら、マイナスのまま続けてもよいし、100から別の数字を引き続けてもよい。わからなくなっても立ち止まらずに歩き続けることが大切。

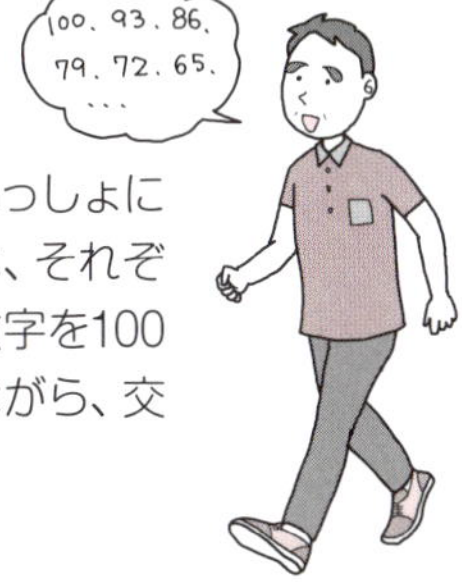

誰かといっしょに行う場合は、それぞれが別の数字を100から引きながら、交互に行う

歩きながら3の倍数で拍手

歩数を数えながら、3の倍数のときに手を叩く。慣れてきたら、3の倍数だけでなく、3がつく数字でも拍手する。

同伴者がいるなら、それぞれ違う数字を決めて、歩数を合わせながら、自分の数字のときだけ拍手する

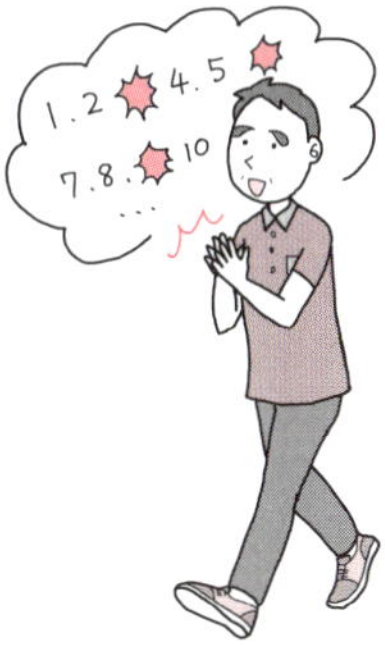

両手で鏡文字

相手に言われた文字や数字を、両手で左右の鏡文字にして空に書き、目の前の相手に判定してもらう。このとき、両腕を大きく使って書くことが大切

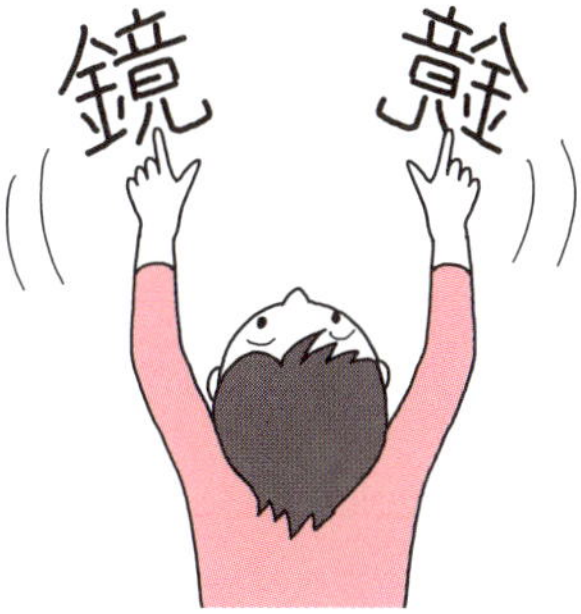

手足じゃんけん

立った姿勢で、両腕を高く上げる。

グーは両足を閉じ、パーは両足を開き、チョキは左右の足を開いて前後ななめに出すと設定し、手と足でじゃんけんをする。必ず手が勝つようにして足を動かし、何度か繰り返したら、次は足が勝つように動く

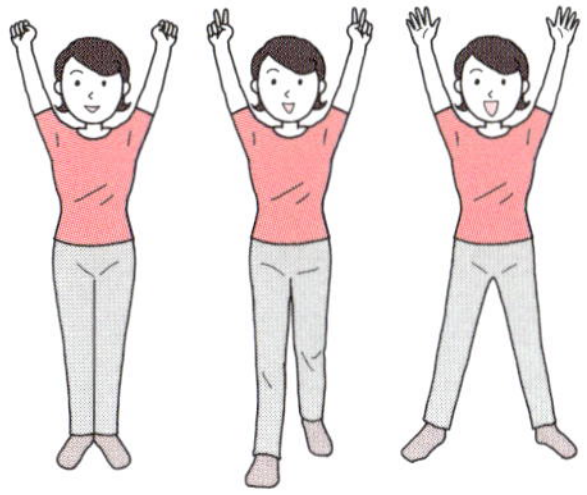

Try12

耳のマッサージ

耳全体を揉んだり引っ張ったりすることで血流がよくなります。体調が思わしくないときにも座ったままでできるので、習慣として生活のなかに取り入れましょう。

耳全体を１分程度マッサージするだけで血流が増加する

耳には自律神経の繊維が分布しており、外側には活動力を高める交感神経が、耳の穴を中心とする内側には副交感神経が集まっています。また、耳には１００種類以上のツボがあるといわれています。認知症予防のためには、特定のツボを刺激するのではなく、耳全体をマッサージして多くのツボを刺激しましょう。１回に１分間もマッサージすれば、耳だけでなく脳の血流も増加します。また、それぞれのツボの効果で体調の改善も期待できます。

●●●耳揉み体操●●●

親指と人差し指で、耳に沿って上から下へマッサージします。
「イタ気持ちいい」くらいの強さでまんべんなく揉みましょう。

耳の上部を揉む

耳の上部には、自律神経を整え、精神を安定させるツボ（神門《しんもん》）があり、腰痛や膝痛の緩和にも効果がある

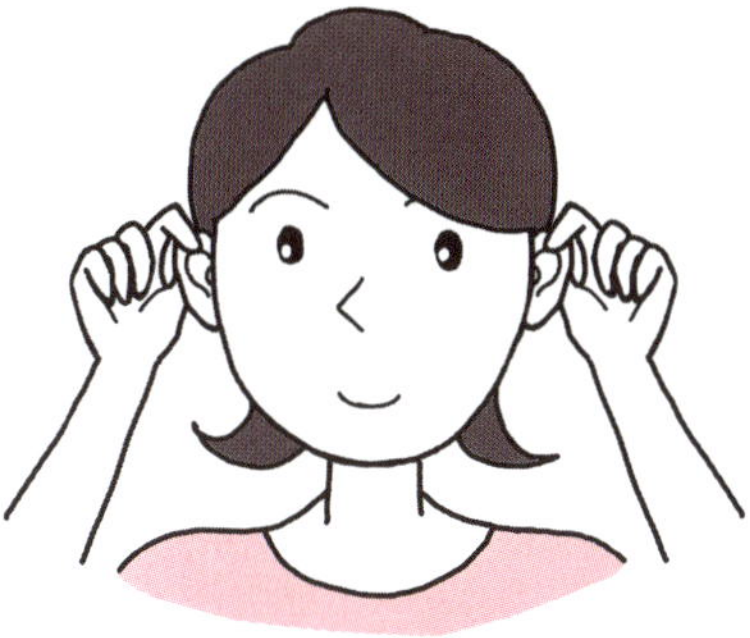

耳の真ん中を揉むときは小さな出っ張り（耳珠《じじゅ》）も忘れずに

胃の働きをじょうぶにする噴門や、過剰な食欲を抑える飢点、消化器官全体の働きを正常にする食道などのツボがある

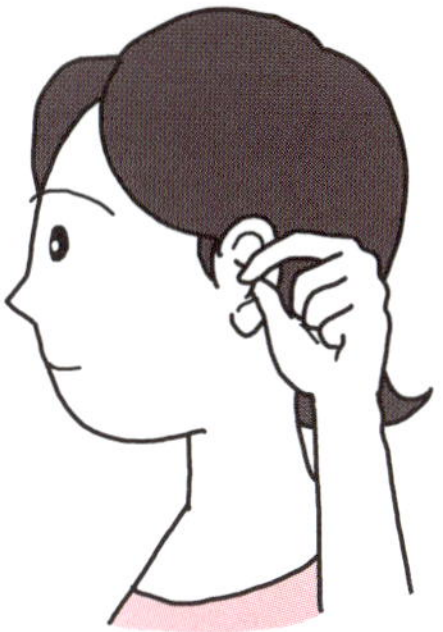

耳の下部を揉む

耳の下部にはホルモンのバランスを正常にするツボ（内分泌点）が、また、耳たぶには眼精疲労などを改善するツボ（眼点）がある

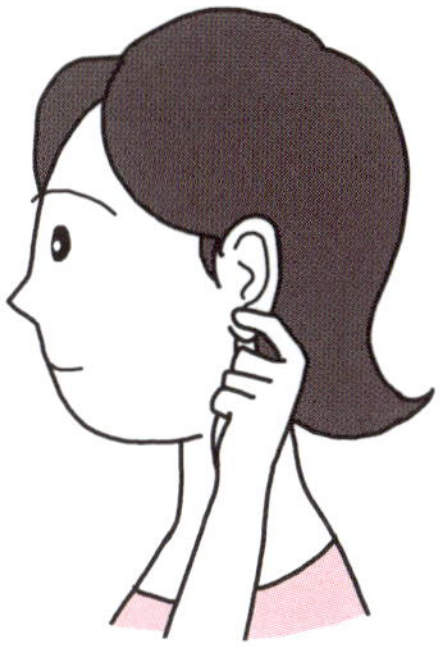

耳引っぱり体操

親指と人差し指で耳をつまみ、上、下、左右にまんべんなく引っぱります。

耳を上に引っぱる

耳の上部を上向きに引っぱり、数秒間キープして手をパッと放す

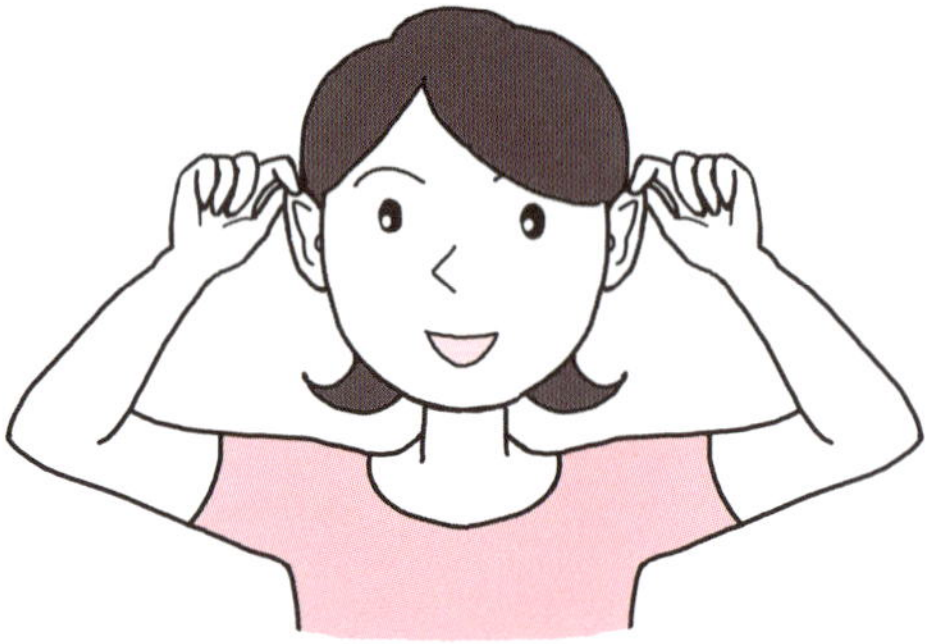

耳を横に引っぱる

耳の真ん中を両手で左右に引っぱり、数秒間キープしてパッと放す

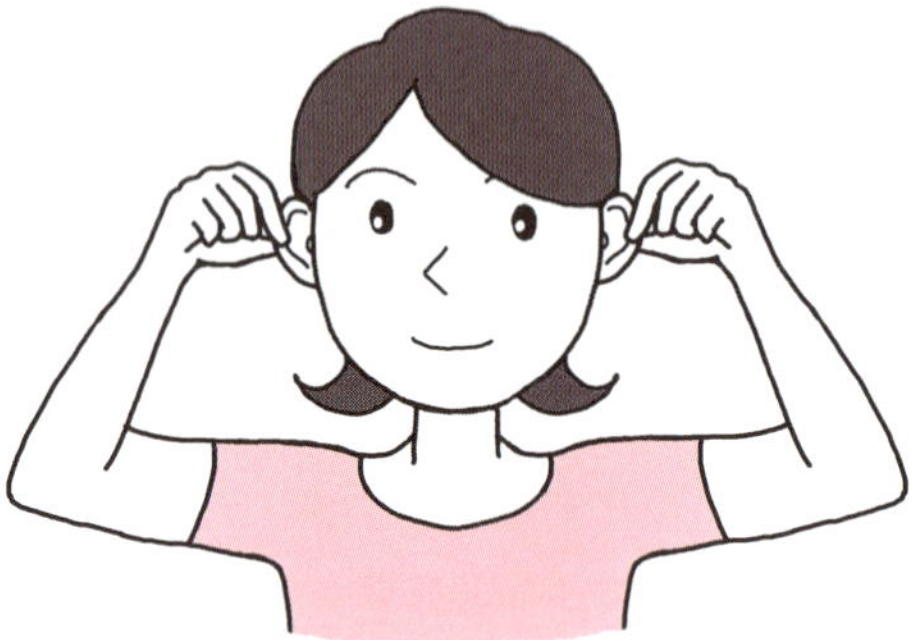

耳を下に引っぱる

耳たぶをつまんで下に引っぱり、数秒間キープしてパッと放す

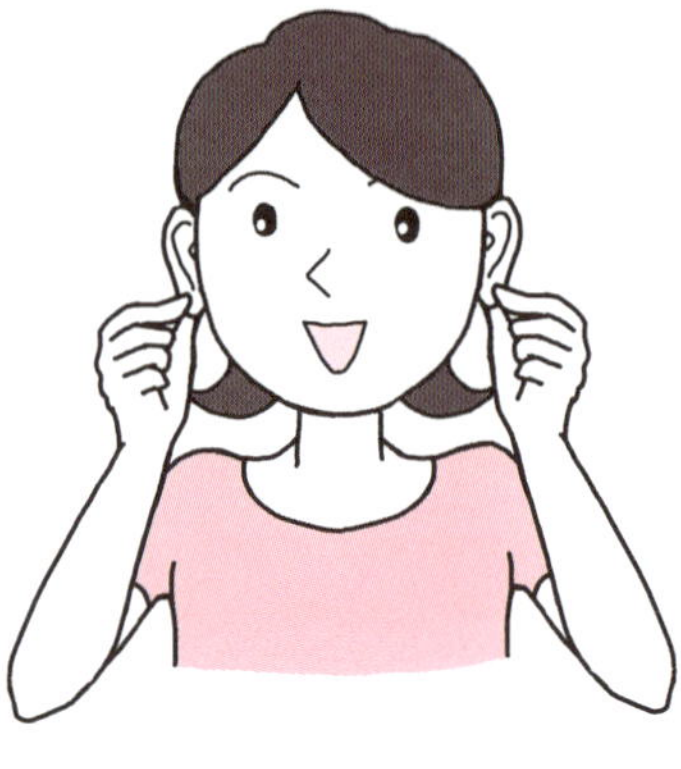

●●● 耳押し体操 ●●●

耳を手のひらで折りたたみ、軽く押さえるようにします。これも、上、下、横とまんべんなく行います。

耳を後ろから折りたたむ

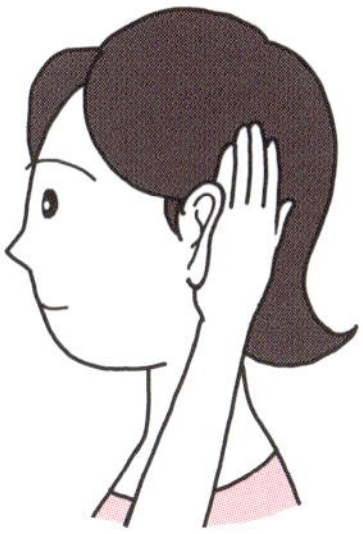

手のひらを広げて耳の後ろにあて、前に向かって耳全体をたたむように押さえる

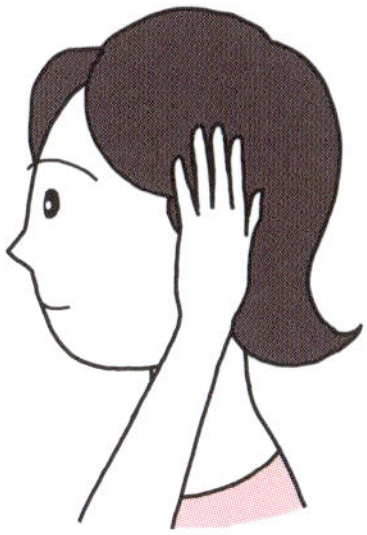

手のひら全体で耳を押さえたまま数秒間キープする

耳を上から折りたたむ

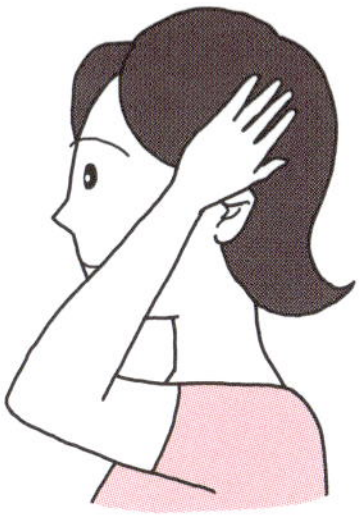

手のひらを広げて耳の上部にあて、下に向かって耳全体をたたむように押さえる

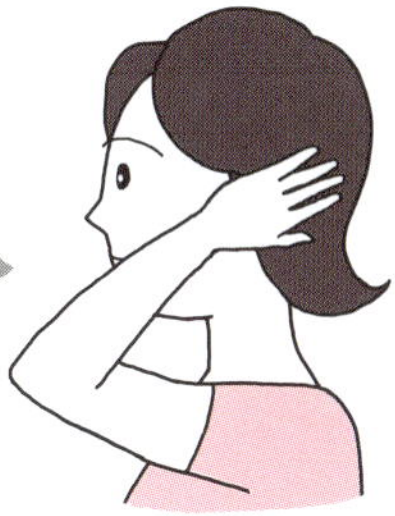

手のひら全体で耳を押さえたまま数秒間キープする

耳を下から折りたたむ

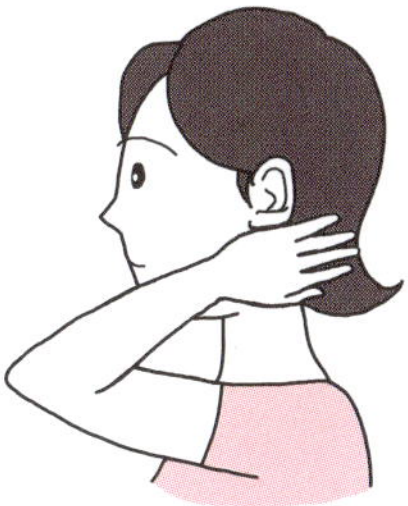

手のひらを広げて耳の下部にあて、上に向かって耳全体をたたむように押さえる

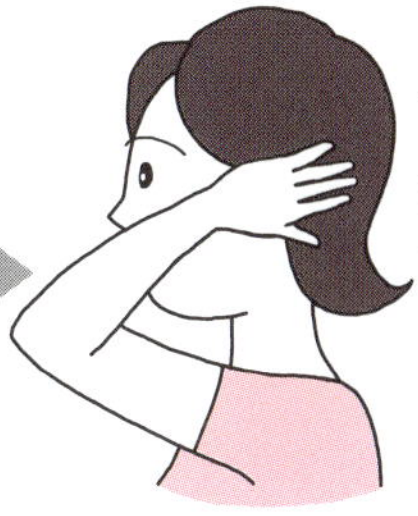

手のひら全体で耳を押さえたまま数秒間キープする

Try13

指の体操1 指回し

普段何気なく使っている手の指ですが、特定の動きをしようとすると思うように動かないことがあります。意識して指を回すだけでも、脳の機能が向上することがわかっています。

指先の細かい動きが認知能力を向上させる

指を動かすと、運動機能や代謝機能の向上、自律神経の安定など、体にさまざまな影響を与えるといわれています。脳にとっても同様で、指先の神経を刺激することで脳の血流や代謝が良くなり、認知・言語・計算などの知的機能が改善します。指回しはただ両手のすべての指を回すだけの簡単な動きですが、実際にやってみると思い通りに動かない指もあります。各指の動きをそれぞれ20回以上、スムーズに回るように動かしてみましょう。

指回しのやりかた

左右の指や隣の指とぶつからないように回すことがポイント。空間を認知する脳の領域が活性化します。

①両手の指先を合わせる

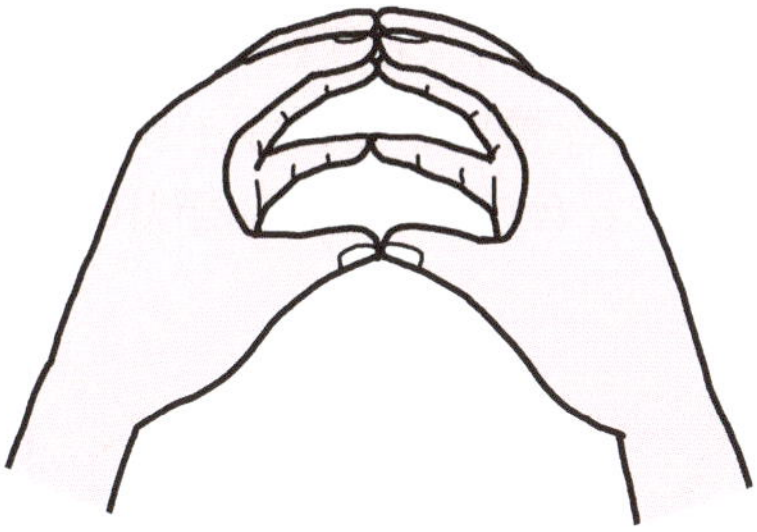

②親指だけを離して、親指同士が触れないように回す

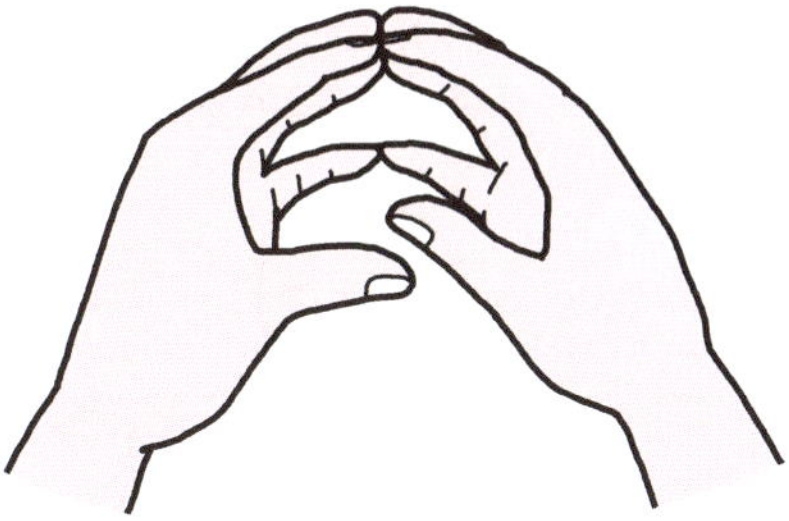

③20回以上回したら、逆回転に回す

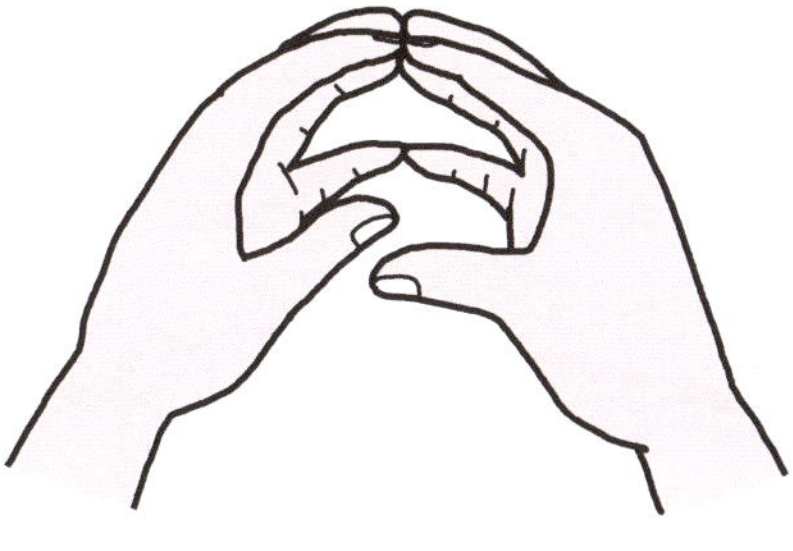

④親指の指先を合わせて人差し指を離し、同じように回す

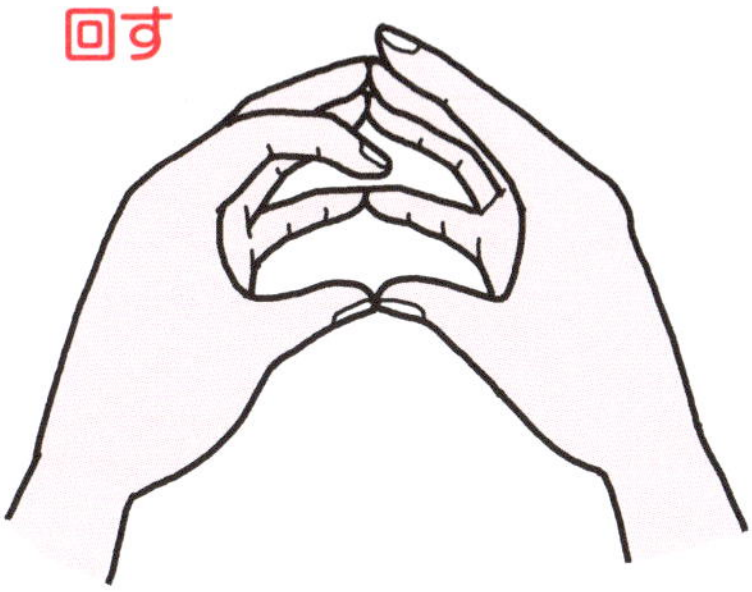

⑤中指、薬指、小指と順に行う

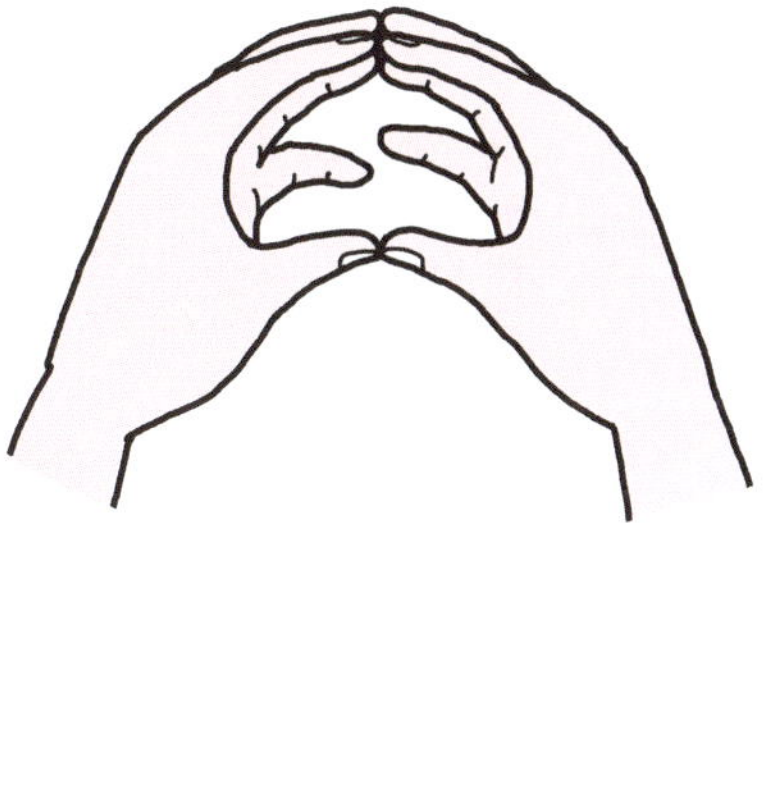

Try14

指の体操2　指ずらし

ピアノを弾くように左右の指の動きを別々にしようとしても、つい同じになってしまうことがあります。指の動きを少しずらすだけでも脳が混乱してよいトレーニングになるのです。

左右の手の動きに脳が混乱する

右手は左の脳が、左手は右の脳が指令を出しているため、左右の手を別々に動かそうとすると脳が混乱を起こしやすくなります。混乱を起こしているということは、普段と違う動きに対応しようと脳が働いているということなので、最初はできないことを楽しみましょう。慣れてきたらスピードを上げたり、1本ずらした指を2本ずらし、3本ずらしと変えてみるとよいでしょう。指の体操は座ったままどこでもできるので、気軽にやってみましょう。

•••指ずらしのやり方•••

はじめはできていることを確認しながらゆっくりやりましょう。適当に速くやるよりも、確実に行うことが大切です。

①両手の指を開き、片方だけ親指を折る

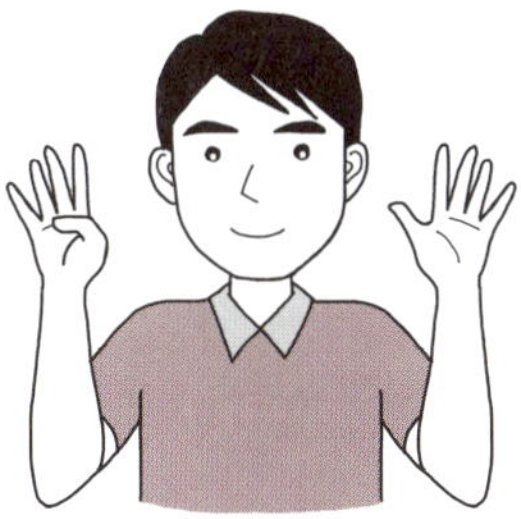

②「1」と声に出して、開いたままの手は親指を、親指を折った手は人差し指を折る

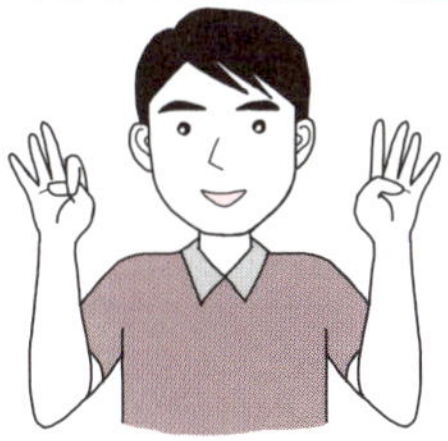

③「2」と声に出して、それぞれ人差し指と中指を折る

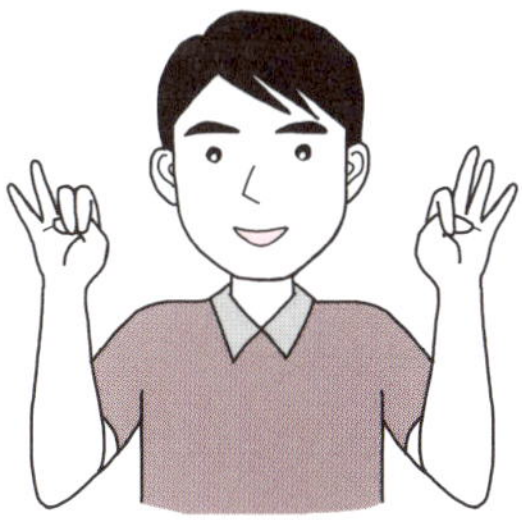

④同様に、「3」、「4」と、1本ずつ隣の指を折り、常に左右の指が1本ずつずれるようにする

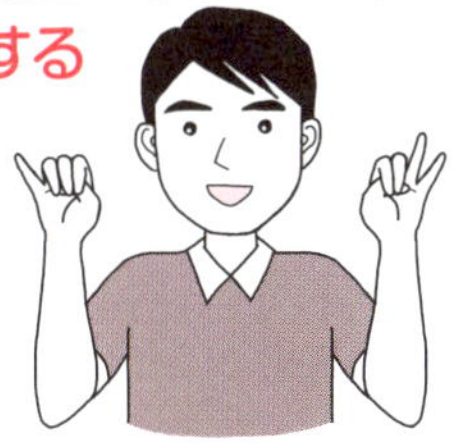

⑤「5」で、五指を折ったほうの手の小指を開く

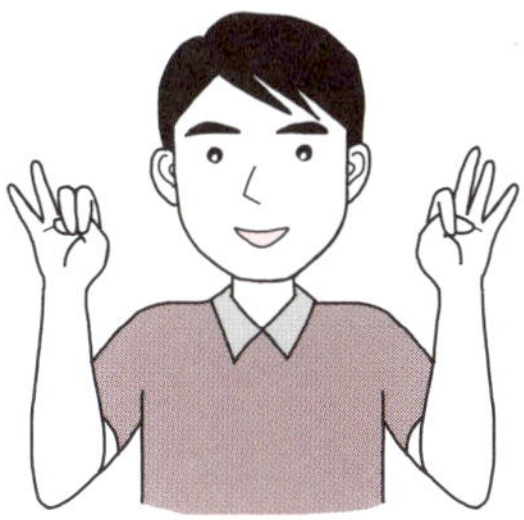

⑥指を折るのと逆の順番で、左右1本ずつずらしながら開いていく

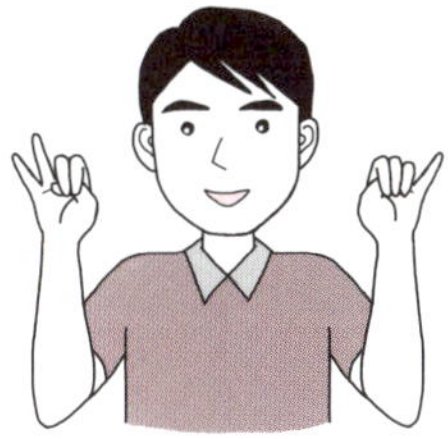

●日常生活

Try15 新しい仲間をつくって交流を図りましょう

脳は、日常生活のなかでも鍛えることができます。趣味や地域活動などで新しい仲間をつくってコミュニケーションを図ることもその1つです。

新しいコミュニティーへの参加が脳へのよい刺激になる

脳は刺激しなければ働かなくなってしまいます。仕事が刺激になったり、職場でのコミュニケーションが図れても、それが決まり切った手順や関係性になってしまうと、脳が働く領域はごく一部だけになってしまいます。また、定年後は特に、孤独が認知症の引き金になることもあります。脳によい刺激を与えるためにも、新しいコミュニティーに飛び込んでみましょう。自分にとって有意義で楽しいと思えるものなら何でもよいのです。

趣味や性格にあった楽しめるコミュニティーを探しましょう

社交ダンスを始めてみる

新しいことを覚えながら体を動かすのは、脳の機能を高めるのに最適です。

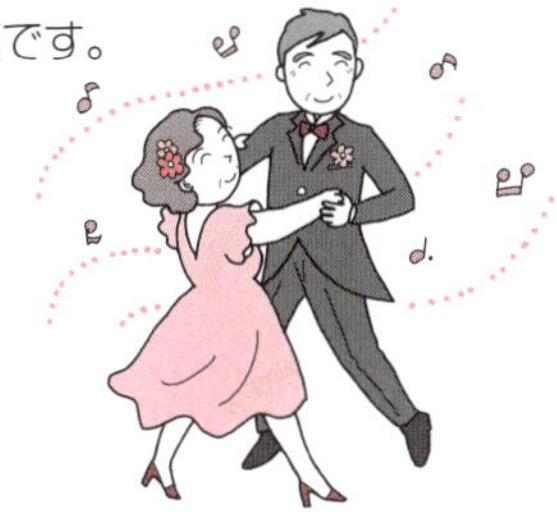

カラオケのサークルに参加する

大きな声を出すのは、ストレスの解消にもなります。

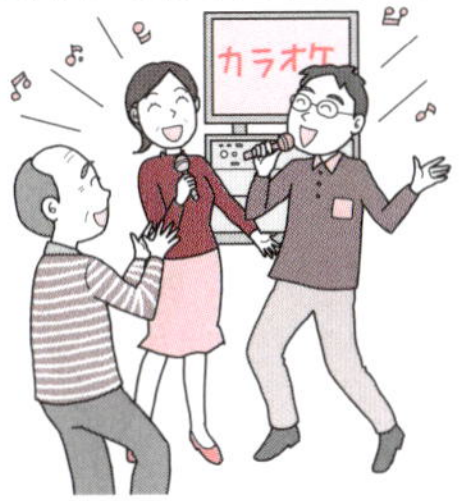

写真撮影会に参加する

ひとりで何かに取り組むのが好きな人でも、同じ目的を持った人となら楽しい時間が過ごせるでしょう。

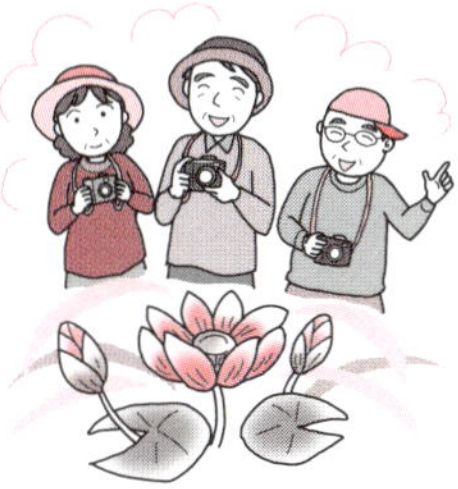

カルチャーセンターで囲碁や将棋を学ぶ

頭を使いながら指先を動かすのも、認知機能を高めるよい手段です。

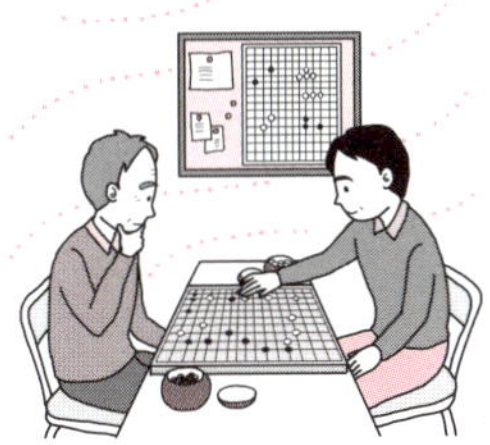

町内会の役員を請け負う

常に新しい課題を与えられるという意味では、かなり脳への刺激になることでしょう。世話好きな人に向いているコミュニティーです。

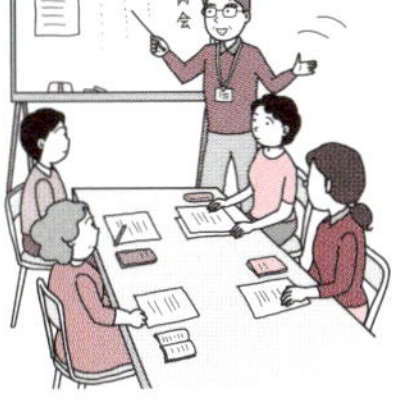

地域のボランティア活動に参加する

地域によっては、掃除、洗濯、子守り、介助などさまざまなボランティアを募集しています。自分が必要なときには働いた分の時間などをサービスとして利用できるところもあるので調べてみましょう。

●日常生活

Try 16

コラムを書き写したり声を出して読んでみましょう

書き写しや音読は脳へのよい刺激になります。新聞のコラムなら毎日新しい情報が入手でき、適度な文章量なので利用しやすいでしょう。

新聞のコラムに関心がもてるあいだは認知症に進展しない

新聞のコラムはだいたい６００～７００字です。毎日、さまざまな時事ネタが読者にとって興味深い視点で書かれています。時には、政治や国際など難しい内容が書かれていることもありますが、仮に理解できなくても書き写したり音読したりしましょう。過去に書いた関連する内容が思い浮かんでくるかもしれません。また、世間のできごとに興味がもてるあいだは、認知症の前段階かそれより手前の状態にあるということです。

音読や書き写しが脳への刺激になるポイント

黙読とは違う脳の領域を刺激する

　黙読の場合、視覚に関連する脳の領域しか使いませんが、音読することで発声しながら自分の声を確認する聴覚関連の領域も刺激することになります。

指先を使うことで脳が刺激される

　脳を働かせながら指先を使うことは、認知機能の向上によいことは前述した通りです。毎日、新しい情報を脳に与えて刺激し続けましょう。

世間で起きていることに関心をもてる

　政治、社会、国際など、時には難しい内容があるかもしれませんが、理解できなくても書き写しましょう。続けているうちに、情報が蓄積して、以前書いた関連性のある内容が思い出されるかもしれません。

口の周りの筋肉を動かすことで血流がアップする

　筋肉を動かすことは脳への刺激につながります。口の周りの筋肉も同様で、動かすことで脳の血流がアップします。

記憶力が鍛えられる

　書き写しには元の文章を覚える作業が必要です。はじめはひと言だけでも、続けているうちに、短い文章を一度に書き写せるようになるかもしれません。

自分はどう思うか考えてみる

　コラムはある人の考え方なので、読む人全員が同じように感じているわけではありません。頭にひっかかる内容があったら、自分の考え方とは違う点を抜き出してみましょう。たとえ考えがまとまらなくても、考えること自体が脳へのよい刺激になります。

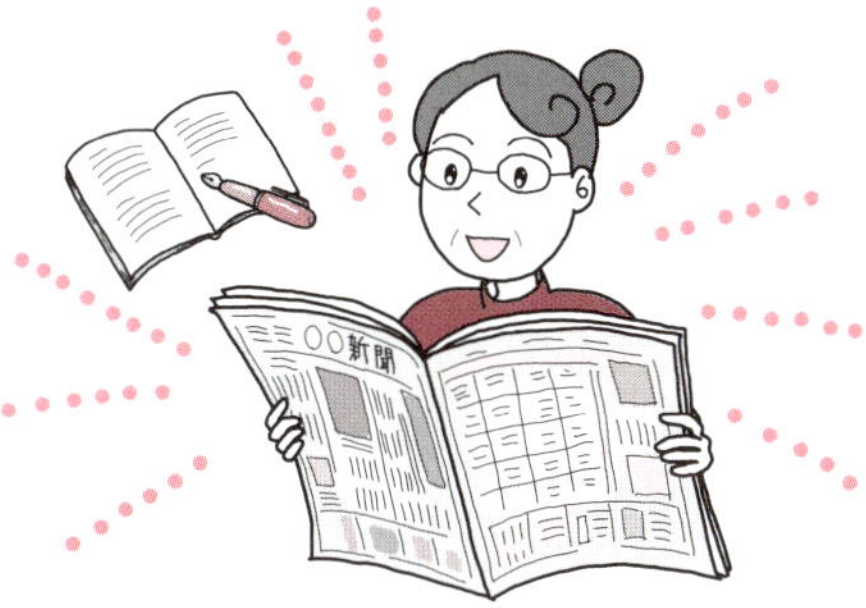

Try17

毎日の終わりに「ひと言日記」をつけましょう

思い出そうと頭を使うことは、記憶力の低下を予防するのに役立ちます。上手く書かなければとプレッシャーに感じずに、ひと言でもよいので毎日続けましょう。

時間や場所の感覚をなくさないことが脳の機能低下を防ぐポイント

日記は、今日の日付や曜日、何時頃にどこでだれと何をしたかなどについて確認する作業でもあります。繰り返し思い出すことが記憶の定着につながり、時間や場所について理解する脳の機能（見当識）を高めてくれます。認知症の人が昼夜の区別ができなくなったり、よく行く場所で迷子になるのは、この見当識に障害が起こるためです。今日の日記を書いたら、前日、前々日の日記を見て、思い出したことを付け加えるのもよいでしょう。

脳の働きをよくする日記のつけ方

❶「いつ」「どこで」を意識して書きましょう

記事の基本である「5W（いつ・どこで・だれと・なにを・なぜ）＋1H（どのように）」のなかの「2W（いつ・どこで）をとくに意識しましょう。

❷「自分の感情」にも触れましょう

そのとき自分は何を考えたか、どのように感じたか、などについても書いてみるとよの有効です。

2019年（令和元年）○月10日（金）

❶10時に○○駅の改札で待ち合わせて、高校時代のクラスメイトのタエ子と美江と❶高尾山へ。美しい紅葉をめでながらのゆったり登山。お昼は名物のおそばをいただき、土産物屋へ。高校時代に戻ったようで、❷とても楽しい1日だった。

2019年（令和元年）○月11日（土）

長女の和香子が孫の麻里を連れて、❶11時過ぎに遊びに来る。お父さんはうれしそう。お父さんの運転でショッピングモールへ。買い物ついでにイタリアレストランで昼食。小学生の❷孫がいつまでついてくるやら。お父さんはその日を恐れているみたい。

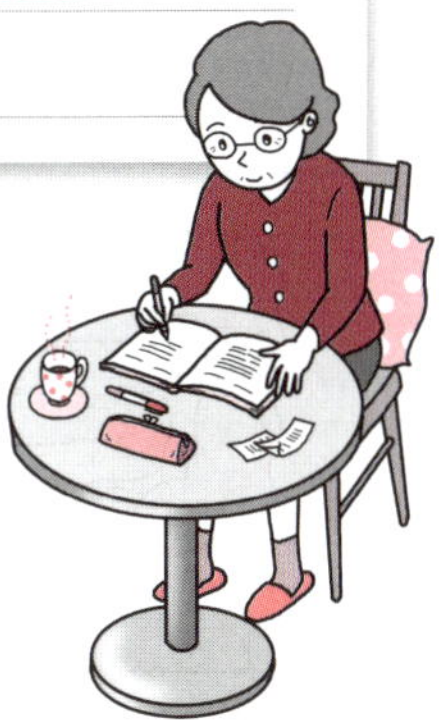

❸手書きで書きましょう

できればパソコンは使わず、手書きにしましょう。正しい漢字を思い出したり、読みやすくきれいに書こうとする意識も脳へのよい刺激になります。

❹2週間～1カ月後に読み返しましょう

1度書いたら、ときどき読み返すとエピソード記憶のおとろえ防止に役立ちます。

●日常生活

Try18

テレビをボーッと観るよりもラジオを活用しましょう

テレビ番組の多くは、映像、文字、音声で同じ内容を表現するため、ボーッと観ていても何となく情報が頭に入ってきます。これでは、脳の働きを向上させることはできません。

テレビを漠然と見るより簡単な家事でもしながらラジオを聴く

高齢になるとテレビの視聴時間が長くなるという報告があります。暇をもてあまして何となくテレビをつけると、何か楽しそうなことを次々やっている。それを漠然と観ているだけでは、座りっぱなしでだれともコミュニケーションをとらなくなってしまいます。何気なくテレビをつける習慣があるなら、ラジオに変えてみましょう。ラジオは言葉だけが頼りなので、集中して聴かなければならず、言葉から映像を想像することで脳の別の領域が働きます。

ラジオにはこんなにメリットがある

聴くことに集中する

ラジオの情報は言葉だけなので、集中しなければ聴き逃してしまいます。集中することで、脳が働く領域の血流量が増えます。

聴覚低下による認知機能の低下を防ぐ

言葉が耳から入ってくると、頭のなかで思考と情動の反応が起きます。聞こえにくくなるとこの反応が起きづらくなり、認知機能が低下してしまいます。

家の中でじっとしている必要がない

テレビを漠然と観ていると、その場から離れるのが億劫になることがあります。

その結果、外出しなくなったり、ひとりで暇つぶしをすることになりますが、ラジオの場合、じっと座って聴いていることのほうが辛く、何かしらしたくなるものです。

映像を想像する作業が加えられる

人には、言葉だけの情報を理解しようとすると、自然にイメージを映像化して膨らませるところがあります。脳の別の領域を働かせることで、機能が向上します。

他の動作をしながら聴くことができる

ラジオならどこにでも携帯できるので、掃除や洗濯物を干すなど簡単な家事をしながらでも聴くことができます。体と脳を同時に使うことでトレーニングにもなります。

疑問や感想があったらハガキを書いてみる

ラジオでは、疑問に思ったり共感したことなどを、常に聴取者から募っています。軽い気持ちでハガキを出して読まれたら、生活に張りが出るでしょう。

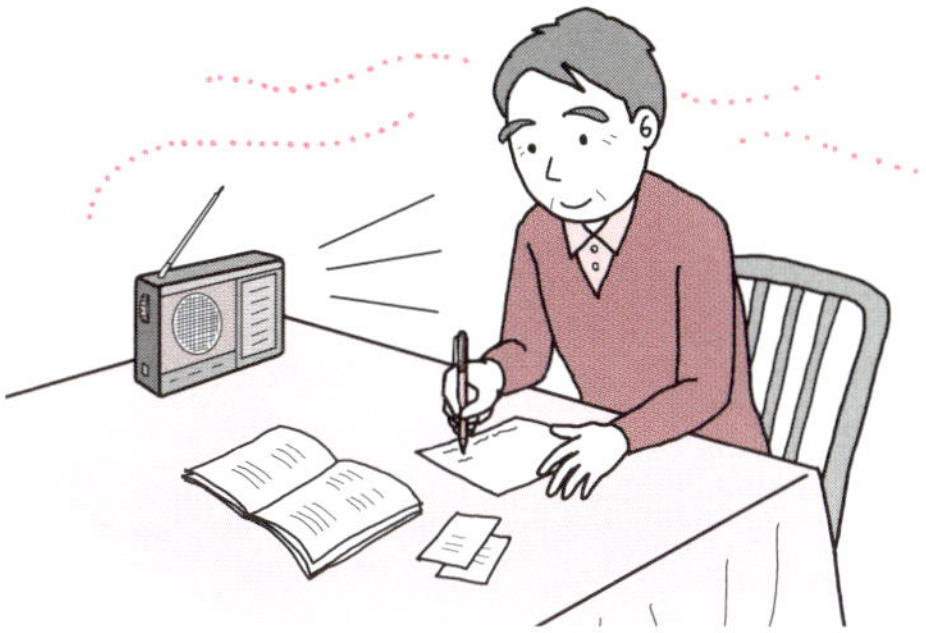

●日常生活

Try19

脳の体操のため料理は考えて行いましょう

毎日料理をしていると、メニューが同じになってしまったり、調理手順を手癖で覚えていたりします。料理はよいトレーニングになるので、積極的に頭を使いましょう。

料理を楽しんで工夫するだけで最高のトレーニングになる

1食分の食事がテーブルに並ぶまで、脳はさまざまな思考と創造を繰り返します。スーパーでは冷蔵庫の中身を思い出し、食材の組み合わせを考えて、レジで小銭が増えないよう支払いをします。キッチンに立てば、日持ちのしない食材から使い切るよう献立を考え、人数分に合わせた材料を切り、どれから先に作ればよいか段取りを考えます。五感をフルに活用して料理を作ったら、皿選びにも工夫します。日々の料理をもっと楽しみましょう。

●●●料理には脳を使うことがたくさんある●●●

スーパーでは…

今日の特売は
何だった?

昨日は何を
食べたっけ?

冷蔵庫の中に
何があった?

今日のメニューは
何にする?

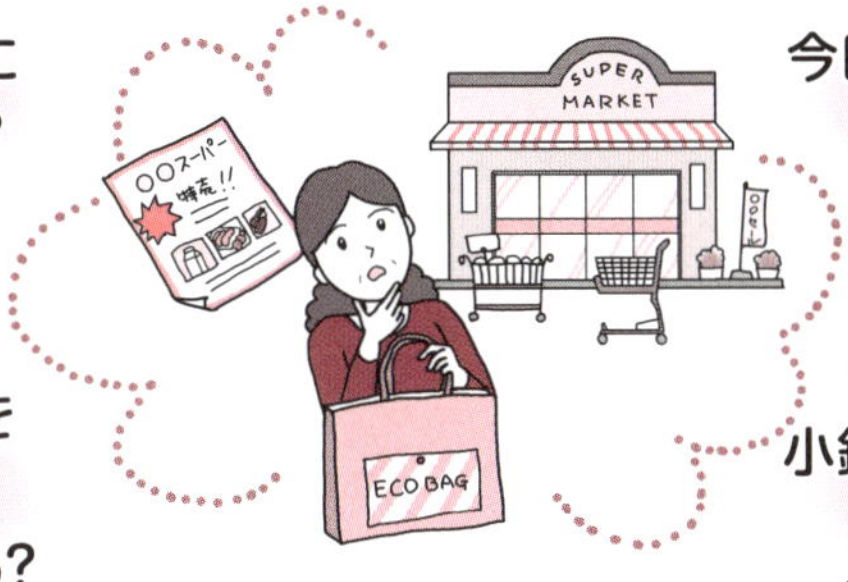

買った食材を
どう
組み合わせる?

財布の中の
小銭を減らすには
いくら
出せばいい?

値段と品質、
どっちの商品を
選ぶ?

買った食材
全部エコバックに
入る?

キッチンでは…

早く使った方が
いい食材は?

ありものの食材で
何ができる?

人数分の材料は
どれくらい?

栄養のバランスは
取れている?

下ごしらえが
必要な材料は
どれ?

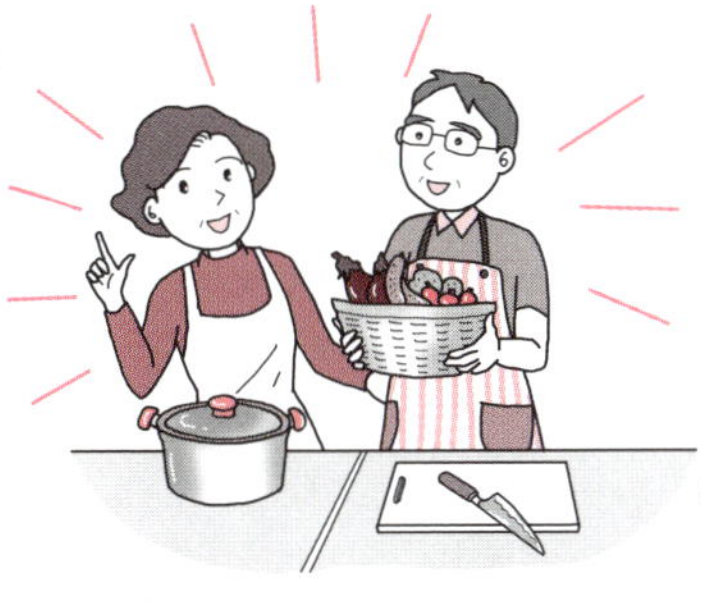

2口コンロで
3品作るときの
順番は?

余っていた料理の
匂いは大丈夫?

煮物は中まで
柔らかく
なっている?

どのお皿に盛って、
どんな飾り付けに
する?

味付けは
濃すぎない?

中までちゃんと
焼けている?

Try 20

大声で笑って心も体も元気にしましょう

お腹がよじれるほど全身を使って大声で笑うと、それだけでもよいトレーニングになります。笑いは気持ちを明るくしてくれるだけでなく、脳の働きにもよいのです。

脳の機能改善のためには「喜」と「楽」の感情が大切

老化に伴っていち早く脳の機能が低下してくるのが、前頭前野《ぜんとうぜんや》という部位です。前頭前野は思考や創造性を担うところで、笑うとこの部位が活発化することがわかっています。認知症予防のトレーニングにおいては、「楽しい」「喜ばしい」という感情は欠かせません。落語、漫才、テレビのバラエティー番組など何でもよいので、楽しいと思えるものを積極的に探して1日1回大笑いしましょう。笑い癖がつくと、日常生活そのものが楽しくなるものです。

笑いがもたらす頭と体への効果

脳の働きが活性化する

　思考や創造性を向上させる部位（前頭前野）や、記憶を司る部位（海馬）が活発化して、認知症予防になります。

血圧が下がる

　たくさんの酸素を取り込むことで、肺胞の表面から血管を拡張させる物質（プロスタグランジン）が分泌されて、血圧が下がります。

脳内ホルモンが分泌される

　幸福物質と呼ばれるセロトニンが分泌されて、多幸感をもたらしてくれます。「面白くなくても笑ったほうがよい」というのは、笑うことで幸せな気分になるからです。

呼吸量が増え血行が良くなる

　大声で笑うと、下腹部に力を入れながら息を吐く動作が繰り返されます。これは、腹式呼吸をしているのと同じことで、大量の二酸化炭素が吐き出され、酸素が取り込みやすくなるため、全身の血行がよくなります。

自律神経のバランスが整う

　笑うことで副交感神経の働きが活発になり、頭と体がリラックスモードに入ります。

免疫力がアップする

　寄席を見た人のＮＫ細胞（ナチュラルキラー細胞）という免疫細胞を調べたところ、見る前と後では平均35～45％細胞が活性化したという報告があります。

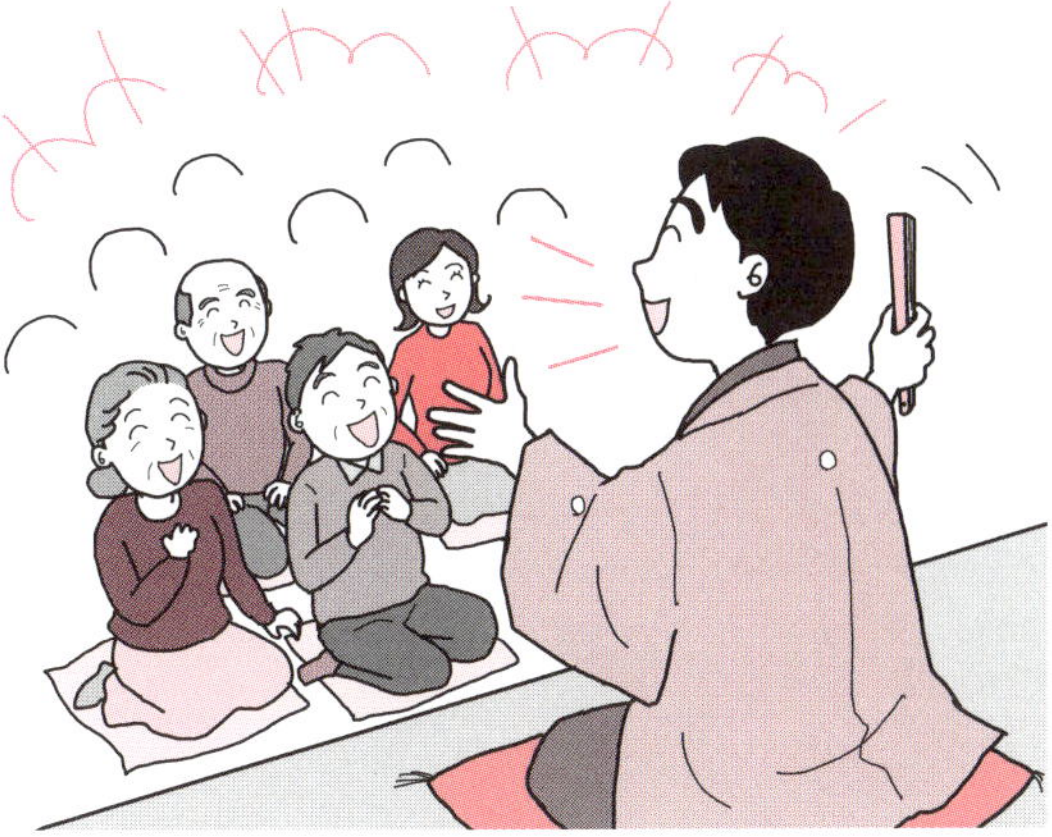

Try 21

脳によい睡眠を心がけましょう

質のよい睡眠とは必ずしも長く眠ることではありません。5時間以上の睡眠のなかで、深いノンレム睡眠が十分にとれていることが大切です。

睡眠の質が低いとアルツハイマー病の原因物質が脳内に蓄積する

人は、睡眠時に約90分周期でレム睡眠とノンレム睡眠を繰り返していますが、深いノンレム睡眠は、寝ついてから3～4時間までにしか現れません。このとき分泌されるのが成長ホルモンで、脳や体の細胞を修復します。いっぽうレム睡眠のときは、眠りは浅くなりますが脳は活発に働いて記憶を定着させます。また睡眠時には、リンパ液によって脳の神経細胞の老廃物が洗い流されます。質の低い睡眠はアミロイドの蓄積を促してしまうのです。

質の良い睡眠をとるためのポイント

生活のリズムを整える

・早起きの習慣をつける

朝、決まった時間に早起きする習慣をつけると、生活のリズムが整いやすくなります。

・朝、太陽を浴びる

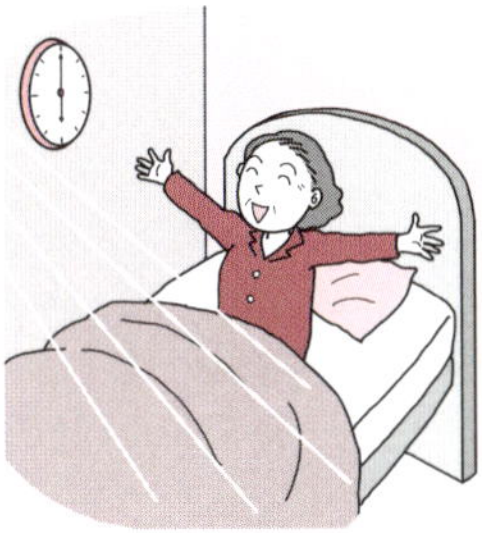

太陽光を目に取り込んでから14時間後に、眠気を引き起こすメラトニンが分泌されます。

・昼寝は30分以内

30分以上眠ると脳が本格的な休息状態になるので寝過ぎないこと。午後３時くらいまでのあいだに、椅子かソファーで仮眠を取る程度にとどめましょう。

寝る前の習慣に気を配る

・床につく1～2時間前に風呂に入る

入浴して上昇した深部体温（体の中心部の体温）が下がってくる頃が床につくタイミングです。

・テレビやスマホは寝る2～3時間前に切る

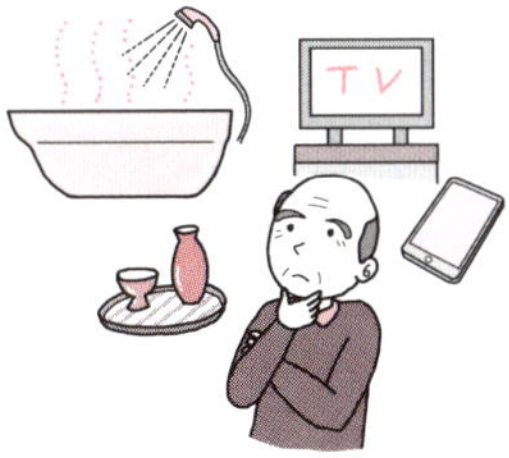

強い光はメラトニンの分泌を抑制するので夜の使用は控えましょう。

・眠れなくても飲酒しない

寝酒は習慣になりやすく、睡眠の量・質ともに低下させます。どうしても眠れないときは、医師に相談して睡眠薬を処方してもらいましょう。

寝室の環境を整える

・寝具やパジャマをまめに洗濯するる

寝具などが汚れてくると不快感で体も脳もリラックスできなくなります。

・照明や室温の調整

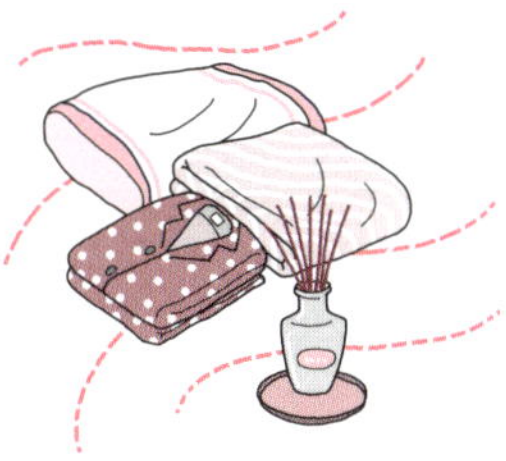

就寝前の部屋は明かりを暗めにし、快適な室温に保ちましょう。

・アロマを焚く

眠りに誘う香りなどを上手に活用しましょう。

日常生活

Try22

歯周病を予防して認知症のリスクを減らしましょう

昨今、歯周病と認知症の関連性が取りざたされています。歯周病は初期の自覚症状がなく、40歳を過ぎると歯周病になるリスクが高まるといわれているので注意が必要です。

歯周病はさまざまな病気を引き起こしたり認知機能に影響を与える病気

歯周病は、歯肉や歯肉溝《しにくこう》（歯と歯肉の溝）が細菌に感染して発症する病気ですが、感染によって起こった炎症は、口の中だけでなく全身にも起こります。炎症性の物質がインスリンの働きを阻害して糖尿病を引き起こしたり、脳内に炎症反応を引き起こしてアルツハイマー型認知症の発症時期を早めたり、認知障害の程度を強めたりすると考えられています。また、歯周病で歯を失って噛む力が弱くなれば、脳の血流が悪くなり認知機能が低下します。

歯周病は認知症と深く関わっている

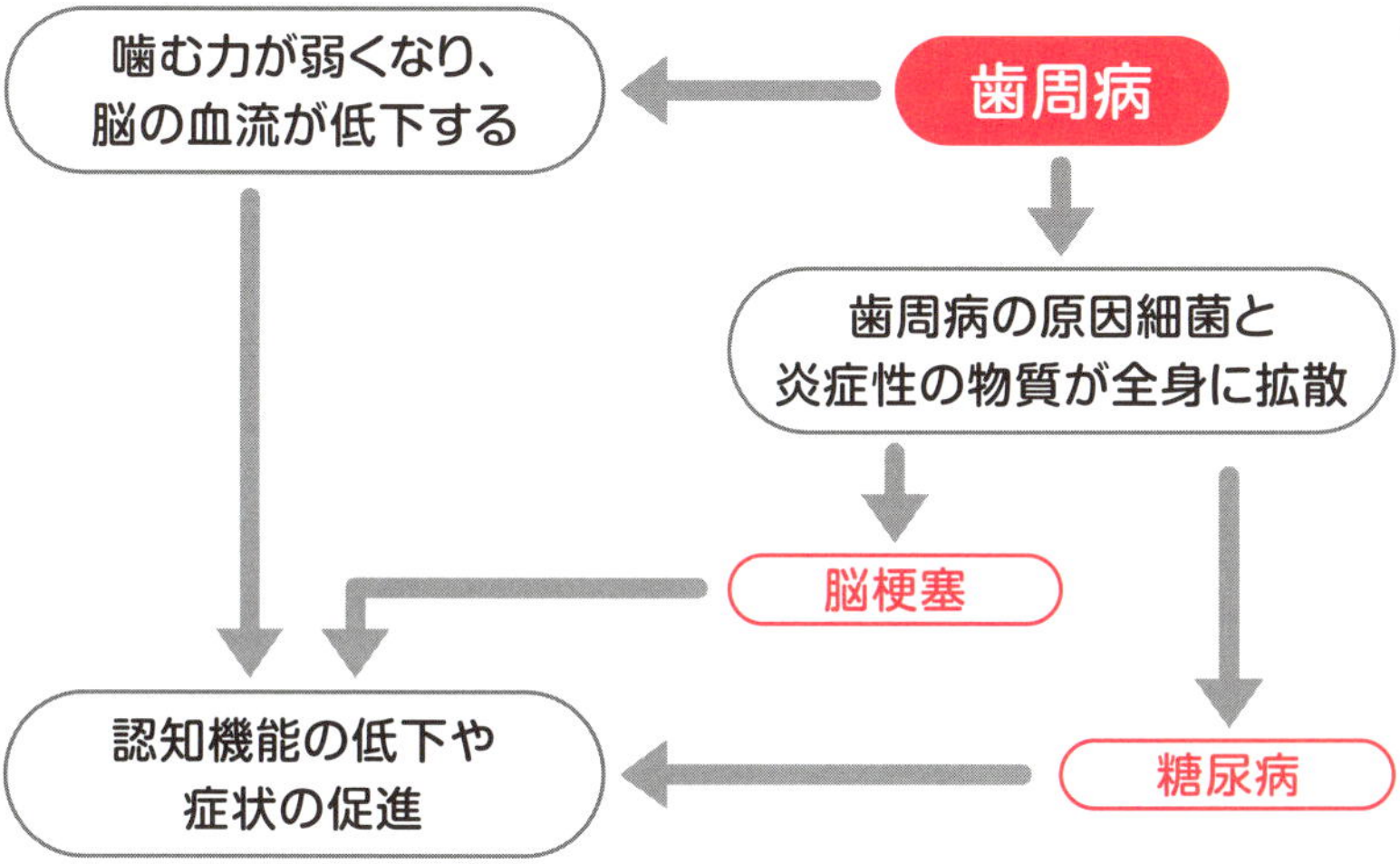

歯を正しくみがくポイント

・歯ブラシのヘッドは、奥歯まで届く小さめのものを選ぶ

・鉛筆を持つように歯ブラシを持ち、優しく小刻みにみがく

・歯の表面だけでなく、奥歯の溝もみがく

・歯肉との境目をみがくときは、45度に傾ける

・歯と歯の間のみがき残しがないように、歯間ブラシやデンタルフロスを用いる

・歯をみがいたあとは、洗口液、オリーブオイル、MCTオイルなどでうがいをし、口の中の雑菌を排出する

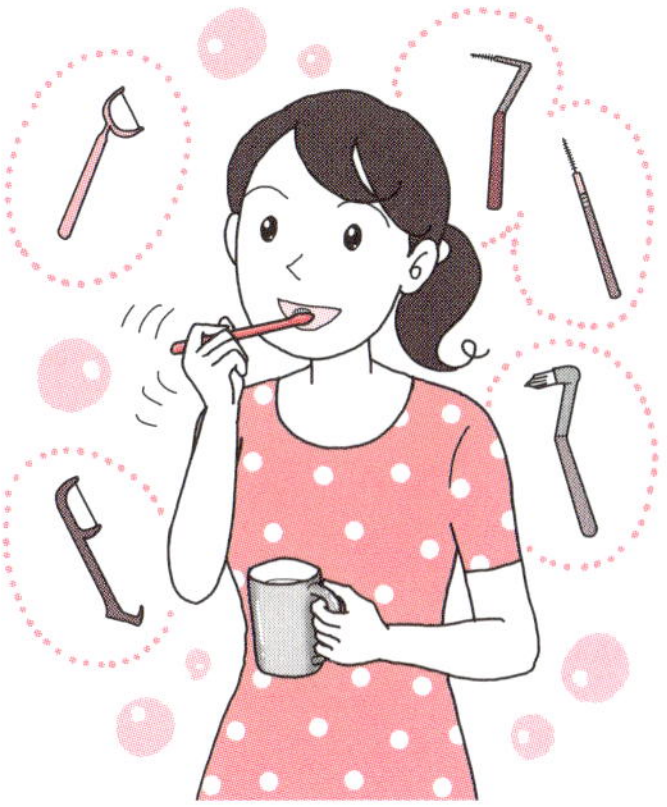

著者　広川慶裕（ひろかわ・よしひろ）

1955年、大阪府生まれ。1984年、京都大学医学部卒。麻酔科専門医・指導医を経て、精神科に転科。精神科医として、認知症やうつ病などの精神疾患治療に専念し、数多くの臨床経験を持つ。さまざまな医療機関で要職を歴任したのち、2014年に認知症予防の専門クリニック「ひろかわクリニック（京都／宇治）」と「ひろかわクリニック 品川駅前MCI相談室（東京／品川）」を開設。認知症の早期発見と早期治療に取り組み、認知症予防のトータルメソッド『認トレ®』を創設。

精神保健指定医、日本精神神経学会精神科専門医・指導医、日本医師会認定産業医。主な著書に『認知症予防トレーニング　認トレ　一生ボケない！ 38の方法』（すばる舎）、『あなたの認知症は40歳からわかる！』（悟空出版）、『認知症にならないクセづくり～予防は何歳からでも！』（ワニブックス）、『もの忘れ・認知症を防ぐ！　認トレ®ドリル』（池田書店）など。

認知症の危険度がわかる自己診断テスト

2019年11月1日　初版第1刷発行
2024年10月15日　第2版第1刷発行

著　者　　広川慶裕
発行者　　石井　悟
発行所　　株式会社 自由国民社
〒171-0033　東京都豊島区高田3-10-11
電話（営業部）03-6233-0781（編集部）03-6233-0787
ウェブサイト　https://www.jiyu.co.jp/
印　刷　　大日本印刷株式会社
製　本　　新風製本株式会社
編集協力　株式会社耕事務所
執筆協力　稲川和子
イラスト　山下幸子
本文デザイン　石川妙子
カバーデザイン　納富恵子（スタジオトラミーケ）